明日の医療を支える

頼れるドクター

名医シリーズ

信頼の主治医

浪速社

はじめに

三月十一日。人知の及ばぬ、その想像の限界をはるかに超えた巨大な地震と津波が東北・関東地方を襲いました。復旧・復興の足取りは遅々として進まず、いまも大勢の人々が避難所での不自由な暮らしを強いられています。

被災地は水、電気というライフラインが断たれ、福島第一原子力発電所の事故は放射能汚染という新たな危機と不安を生み出しています。そうした苛酷な状況にあって、みずからが被災していることもかえりみず、住民の健康と安全のため救援医療に携わる医師や看護師たちの姿には頭の下がる思いがします。

幸いなことに本書に登場頂いた医師の皆さんの中には、直接震災の影響を受けた方はいませんでした。しかし、平時にあっても思いは同じです。それぞれの立場から国民の健康と安全を願い、その生命を守るために日々の医療活動に努めています。

日本の医療は世界でトップの水準にあります。けれど、そのなかには、たくさんの問題点も抱えています。医師、看護師の不足、医師の偏在、救急救命医療現場での医師の過重労働。医療費の削減を大前提にした診療報酬と、そこからくる困難な病院経営、そして病院の閉鎖。時に『これで我々の生命は守ってもらえるのか?』という思いに駆られるようなシステム破綻に出くわすことがあります。
そうしたなか、本書では様々な医療分野を網羅し、日本の医療をより良いものに変えて行こうとする医師たちに取材し、現場の熱い声を取り上げました。それは「病」だけを診るのでなく、時にはその人の人生に寄り添って立ち、心ある医療を展開する医師たちの姿です。まさにタイトル通り『信頼の主治医』であり『明日の医療を支える頼れるドクター』たちの診療に携わる気高い理念と真摯な姿を収録しています。これらの情報を通して、一人でも多くの読者の皆様が、心の通った温かい医療に出会い、日本の医療の一層の質の向上につながればと願っています。

平成二十三年五月一日

ぎょうけい新聞社

目次

目次 CONTENTS

目次 CONTENTS

前原歯科診療所
歯のかみ合わせを矯正し全身の異常を改善する
歯科の領域を越えたテンプレート療法の第一人者
院長　**前原　潔**　……　**146**

ユニバーサルクリニックグループ
先端医療と伝統医療・自然療法を統合
「白川式複合遺伝子治療」で末期がんの治療に挑む
院長　**白川　太郎**　……　**154**

横浜クリニック
「がんと共存する」がん免疫治療の専門クリニック
アンチエイジングの視点から免疫力向上に注力
院長　**青木　晃**　……　**162**

おわりに　……　**171**

掲載病院一覧　……　**172**

明日の医療を支える頼れるドクター

信頼の主治医

信頼の主治医 Interview

Doctor who can rely on

スポーツ障害、関節疾患治療のエキスパート

神戸から世界へ最先端の整形外科医療を提供

あんしんクリニック――院長　岩崎　安伸

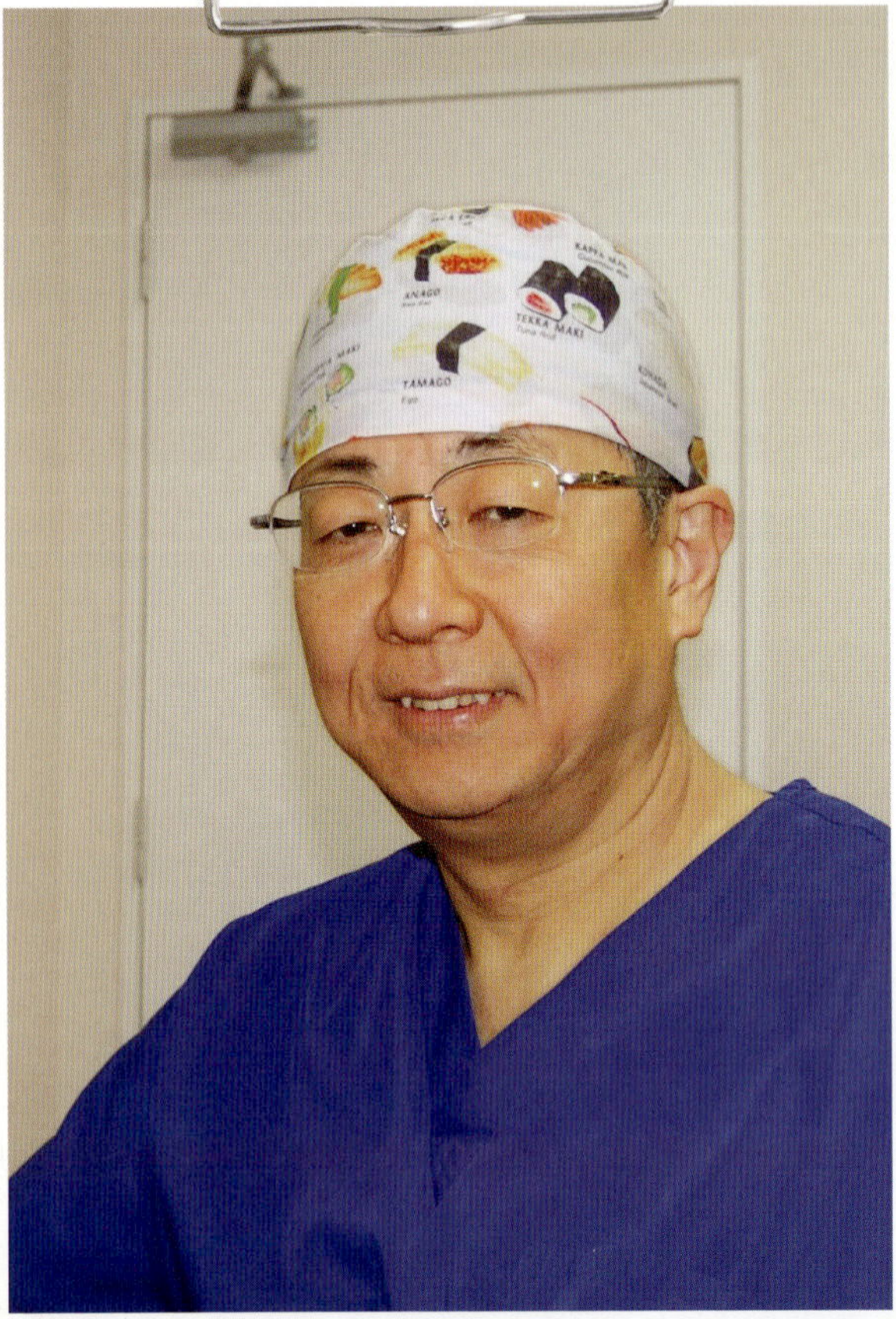

「日常生活に不便を感じる人たちのために、個々の症状に合った医療を提供しています」

日進月歩の進展を遂げる医療。新たな病原菌や疾病を追っかけるように新薬や斬新な医療機器が誕生する。そして何より、医師や看護師、薬剤師、医療技術者など健康・医療に従事するすべてのスタッフのたゆまぬ研鑽努力が奏効して、医療は長足の進歩を見せ、患者の肉体的、精神的、経済的な負担は大幅に軽減されてきた。

神戸市中央区にあるあんしんクリニックは19床の入院施設と三百六十五日対応可能なリハビリ環境、最新鋭の手術設備を誇る、世界のトップレベルの治療を提供できる国内でも数少ない整形外科施設として患者はもとより、地域社会から絶大な信頼を集めている。

「普段の生活にはさして支障はないものの、スポーツが出来ない……というレベルの患者さんが、手術によって完治できる診療施設が国内では少ないのです。自由にスポーツを楽しみ運動をしたい、という人たちの希望をかなえられる施設をつくりたかったんです」

岩崎安伸院長は、あんしんクリニック開設の動機を語る。

岩崎院長は和歌山県立医科大学を卒業後、米テキサス大学に留学。そこで野球やフットボールなどアメリカのメジャースポーツのチームドクターとの交流を通じてスポーツ現場の医療を吸収した。

その後、整形外科専門医として数多くの臨床現場を経験して、技術と知識の蓄積に努めてきた。そして平成19年に、これまで培った診療技術、ノウハウの集大成ともいうべきスポーツ整形外科施設『あんしんクリニック』を開設したのだった。

大病院なみの充実した診療環境と最新の手術設備を完備
クリニックならではの機能性ときめ細かな診療サービス

「加齢に伴う肩や膝の痛み、スポーツによる関節の障害でスポーツや日常生活に不便を感じる人たちのために、個々の症状に合った医療を提供しています。とくに、腰や足、肩、膝など各部位ごとに専門の医師が常駐して、治療を行っています」

岩崎院長がいうように、大病院に匹敵する、いや大病院以上の診療環境と、クリニックならではの小回りの利いたきめ細かな診療サービスを提供するのがあんしんクリニックだ。

手術は大病院でないと出来ない―というのが、今までの日本の医療事情であり、常識でもある。しかし大きな病院ではジャンボジェットの様に小回りが利かず、検査待ちなど無駄に入院日数が増えたり、手術までに日時や手間ひまがかかる。

つまりは病院側の事情によって、一方的に患者側に負担がかさんでいくようになる。これが常態化して『仕方がない』と患者が諦めていたのが実情だ。これに対してあんしんクリニックの岩崎院長は、「うちでは患者さんの容体や、生活の実態に合わせて必要最低限の期間だけ入院し、出来るだけ早く退院、社会復帰できるよう配慮しています」と強調する。

近年、医療技術の目覚ましい向上によって、手術を受ける際の患者の負担は大幅に軽減された。岩崎院長によると、「手術のレベルはここ二、三十年の間に飛躍的に向上しました。腰のヘルニア手術などは、従来なら一週間の入院が必要でしたが、今は一泊二日で退院できる」そうだ。

あまり時間をかけず、短期間で治療することで、病院側の不必要なおしつけも軽減することができる。必要最低限の診療休暇で職場復帰でき、スポーツを再開することが出来る。「経済的にも精神的にも負担がやわらぎ、患者さんにとってのメリットが非常に大きくなった」という。

患者一人ひとりに合ったオーダーメイドの手術を
クリニック開設3年で五千件を超える手術実績

あんしんクリニックでは、四人の医師が各部位毎にそれぞれの専門分野での治療を担当している。肩や肘の痛みには山上直樹医師、腰の痛みには田所浩医師、膝・股関節の痛みには水野清典医師、そしてスポーツ障害には院長である岩崎安伸医師が診療にあたる。

手術も医師全員がそれぞれの専門分野を受け持つ。内視鏡・関節鏡などを駆使して切開を少なく、低侵襲に行う手術は高いレベルを誇る。

医療機関の実力を示すのに、豊富な臨床例、手術実績がモノをいうが、開設以来3年間であんしんクリニックの手術件数は五千件を超える。整形外科専門の医院として、あんしんクリニックは今や確固たる地位を築きあげてきたといえる。

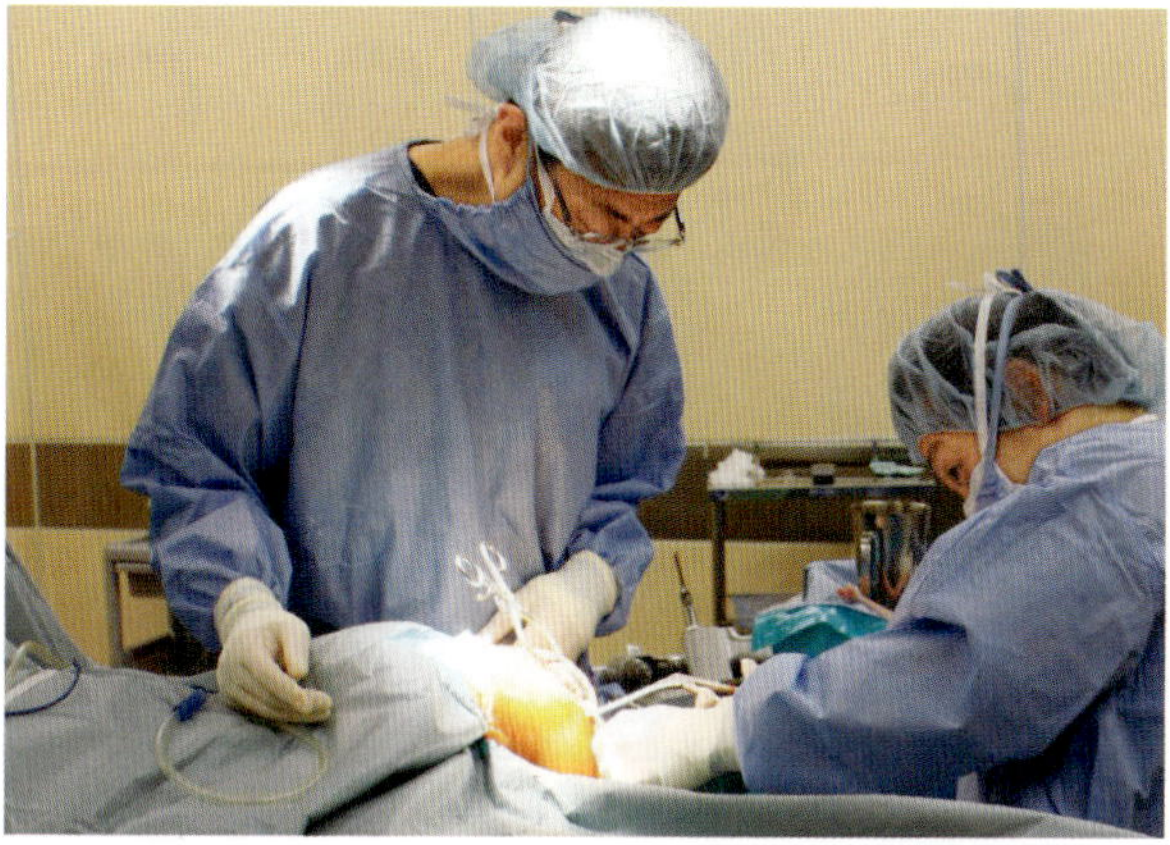

絶えず技量を磨き、常に最善の医療を提供する岩崎院長

手術の実績について岩崎院長は、「手術の種類で言えば、高齢者の人工関節が三－四割といったところです。スポーツ障害や腰痛などの手術が六－七割といったところ」と説明する。手術を受ける人は、お年寄りから学生、スポーツ選手などさまざま。スポーツの種類も野球、サッカー、バスケットと多種多様だ。

手術に際しては、まずどんなスポーツを、どれ位の頻度で、どれ位のレベル（技術・技能）でやっているかを詳しく聞く。その上で、一人ひとりの患者に合ったオーダーメイドの手術を行っている。

「手術をしてそれで終わりではありません。術後、生活スタイルはどう変わったのか。また、運動やスポーツにきちんと復帰できたのかどうか。そして成績はどうなのか。改善できたのかどうか－といった点までをフォローして初めて治療が完結したといえるのではないでしょうか」

患部を治療する、病気を治す－ということのみではなく、

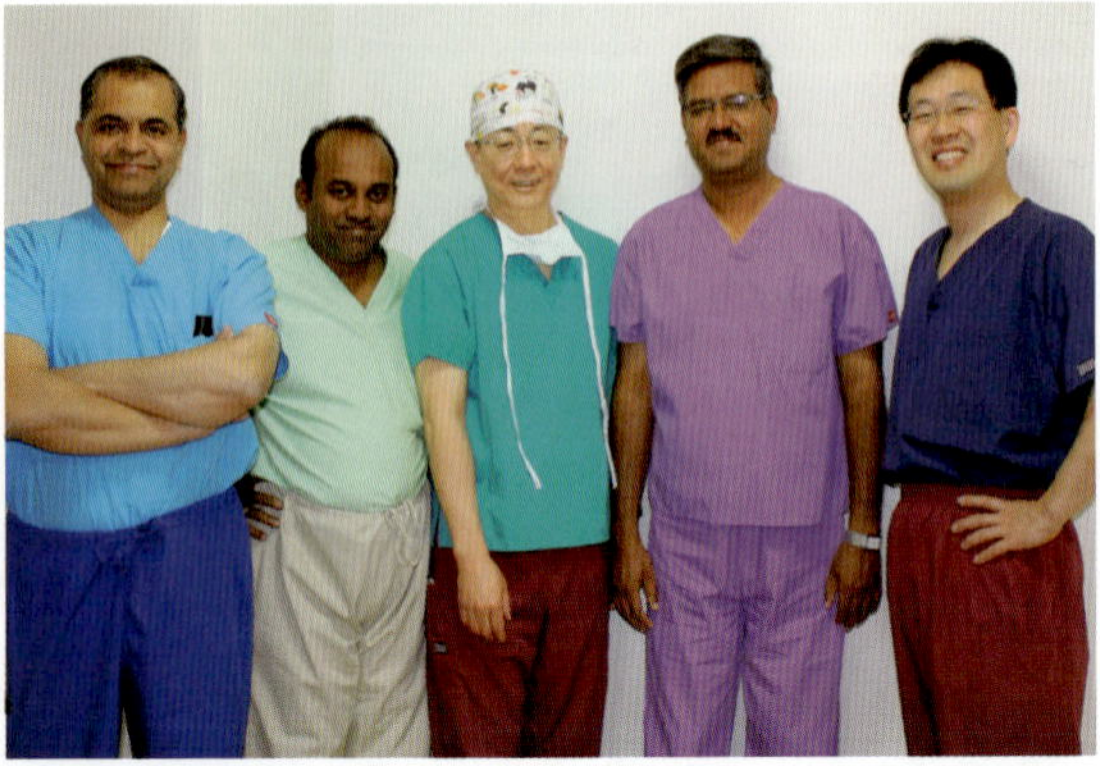

外国からも専門医が手術の見学にきている

治療によって支障のない日常生活が送れるようになったか、希望するスポーツに復帰して満足しているか—。生活の改善、社会復帰をサポートすることを身上とするあんしんクリニックならではの高品質な医療サービスということができる。

患者宅を訪問して手術後の生活改善を確かめる 良い結果が出ていないと折角手術をした意味がない

岩崎院長はこうした医療サービスの一環として、休日を利用して患者の住んでいる所を訪ねる。それも自分の足で歩いていく。「患者の生活環境がどうなっているのかを確かめないと、本当に治療が完結したのかどうかがわかりません」というのが理由だ。

あんしんクリニックは坂道の多い神戸市内にある。ここで暮らす患者は、手術後もしっかりと歩けるようになっているかをチェックする。クリニックで患者に術後の経過を尋ねる場合も、自分が実際に歩いて行った事のある場所であれば、患者の生活の場や周りの状況が手に取るようにわかる。

「つまり患者さんの生活を実感できるんです。あの坂、あの街角を治療後の患者さんはスタスタと支障なく歩いているのだな—と、自分自身が患者さんの生活の一部を感じとる事ができるのです。そういう時は、医師としての仕事の素晴らしさを感じますね」。感慨深げに語る岩崎院長だ。

こうした心境は、サッカー選手や野球選手が、手術の後でもきちっとしたパフォーマンスを発揮できているかどうかをチェックするのと同じだという。「良い結果が出ていないと手術をした意味がなくなりますから。術後というのはやはり気になります」

良質な医療を提供し、患者の生活をサポートすると共に、岩崎院長が力を入れて取り組んでいるのが治療技術の向上と後進の育成である。

次の世代を背負って立つ若い外科医の育成を！
自ら技量を磨き、常に最善の医療を患者に提供する

「一人の外科医が治せる患者の数は限られています。残念ながら外科医というのは、年齢を重ねれば肉体的に衰えがきて手術ができなくなります。常に必要な数の外科医を確保するためにも、次の世代を背負って立つ若い外科医を育成する制度的な仕組みを確立することが必要です」と熱く語る岩崎院長。とくに昨今、外科医不足が叫ばれているだけに、外科医の養成は喫緊の課題だという。

「外科医が一人前に育つまでには、誰でも最低10年は必要です。私たち外科医は自ら技量を磨くと同時に、次の世代にバトンタッチできる若手の育成も並行して行わなければならないのです」。外科医の宿命的なミッションを語る岩崎院長だ。

医療技術が向上すればするほど、それを駆使するために必要な技術のマスターも難しくなっていく。岩崎院長は常に最善の医療を患者に提供しようと、日々最新の医療情報の収集と研修を欠かさず、スキルアップの努力を怠らない。

こうして培った技術を、一人でも多くの後に続くドクターに引き継いでいくよう力を尽くしている。現在、あんしんクリニックには国内だけでなく、インドを含めアジアの各国やイギリスなど世界各地から多くの医師が、見学に訪れる。

神戸ポートアイランドに開院して三年。「周りの方々に支えられてここまで順調に来ることができました」と振り返る岩崎院長。

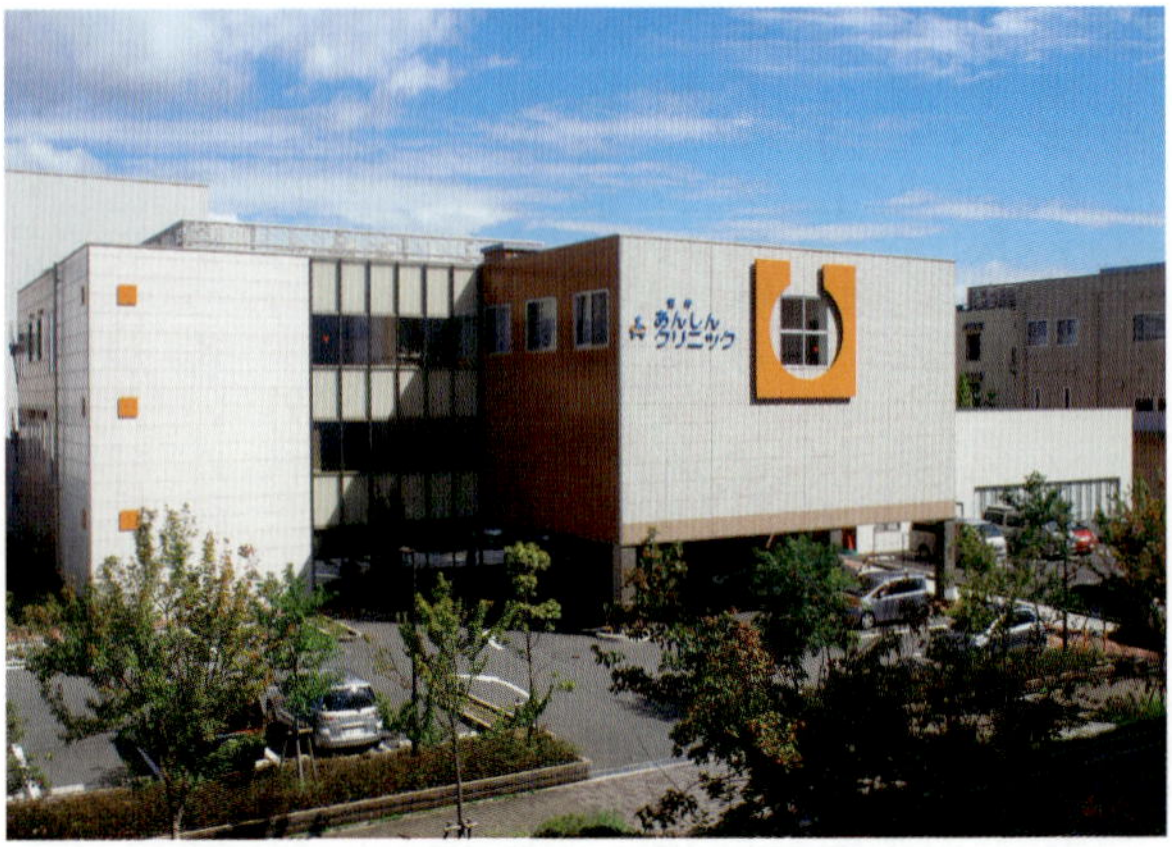

あんしんクリニックは、自由にスポーツを楽しみたい、という人たちの希望をかなえる病院だ

「当院に来られる患者さんに満足してもらうために、最善の治療を提供するよう心がけています。無事に治療が終わり、自分の生活が改善されたことを患者さんが嬉しそうに報告してくれるのを聞くと、本当に医者冥利に尽きますね」と目を細める岩崎院長だ。

歳のせいだと、決してあきらめないこと！
すべての世代に明るく希望に満ちた人生をサポート

今、わが国は急ピッチで高齢化が進む。岩崎院長は身体の衰えを年齢だから、と諦めない事が大切だという。

「体力の衰えで足・腰が弱り、自立した生活が送れなくなった人の多くは、『これまでと変わらない自分の生活を維持したい』、『家族に迷惑をかけたくない』、『他の人と趣味を楽しみたい』と願っています。今の医療技術なら、短期間で治療してこれらの希望をかなえることができるのです。決して歳のせいにして諦める必要は全くありません」

岩崎院長が指摘するように、高齢になっても足・腰が衰えないようにするため、スポーツや運動する人は多い。しかし体力の衰えを防止するために行っていた運動が原因で、逆に足腰を痛めてしまう人もいる。

「自分の体の状態に合ったレベルの運動をする事が大切です」と言い切る。

今日本では生活習慣病対策の一環として中高年や高齢者にスポーツを推進しているが、「正しく安全な運動を行なって、その効果を高める医療の分野からサポートしていかなければなりません」と説く。

このためにも、すべての世代の人が自分の人生を楽しむために、健康スポーツや運動を正しく続けられるようにサポートするあんしんクリニックの施設を利用して欲しいと、岩崎院長はアピールする。

年齢を重ねても、趣味やスポーツ、仕事を継続していくことは本人にとっても社会にとっても非常に大切なことだと岩崎院長は述べている。

「あんしんクリニックが、明るく希望ある人生を送る一助になれれば」と語る岩崎院長は、地域社会の幸せな生活をサポートするドクターとしての使命を担っていく。

PROFILE

岩崎安伸（いわさき・やすのぶ）

昭和33年3月30日生まれ。昭和58年和歌山県立医科大学卒業。テキサス大学、神戸大学大学院を経て医学博士。神戸大学整形外科、神戸労災病院整形外科、新須磨病院などを経て、アスリートの診断、治療にあたっている。

INFORMATION

あんしんクリニック

■ 所在地

〒650-0047 兵庫県神戸市中央区港島南町1-4-12
TEL 078（304）5252（代表）

リハビリ予約センター
TEL 078（304）6767
＊予約受付センター 0120（554）898
受付時間 月～土 8：30～18：00
予約受付時間外は078（304）5252（代表）まで
URL http://www.anshin-clinic.com/

■ 診療内容

加齢に伴う肩や膝の痛み、スポーツによる関節障害、腰痛、整形外科・リウマチ科・リハビリテーション科・スポーツ医学・人工関節

■ 診療時間

午前9：00～12：00（月～日）
午後13：00～17：00（月～土）

■ 施設内容

病室：個室19室
1F 受付、診察室、面談室、MRI室、リハビリテーション室
2F 手術室（4室）、待合室
3F 病室、食堂、談話室、スタッフステーション

■『理念』

- 手術の必要なスポーツ障害、関節疾患に対し、世界水準の治療をタイムリーに行なう。We bring active life to you.
- アジアで関節手術の必要な人々の第一選択施設として、社会の信頼を得、認識される。
- 精度の高い医療の提供によって患者、選手とともに社会復帰、スポーツ復帰の喜びを分かち合う。

信頼の主治医 Interview

Doctor who can rely on

大切に、誠実に、優しく、あたたかく地域医療に貢献

豊富な検査と早期治療の入り口となる『町の次世代型医院』

いしおか医院 ── 院長 石岡 英彦

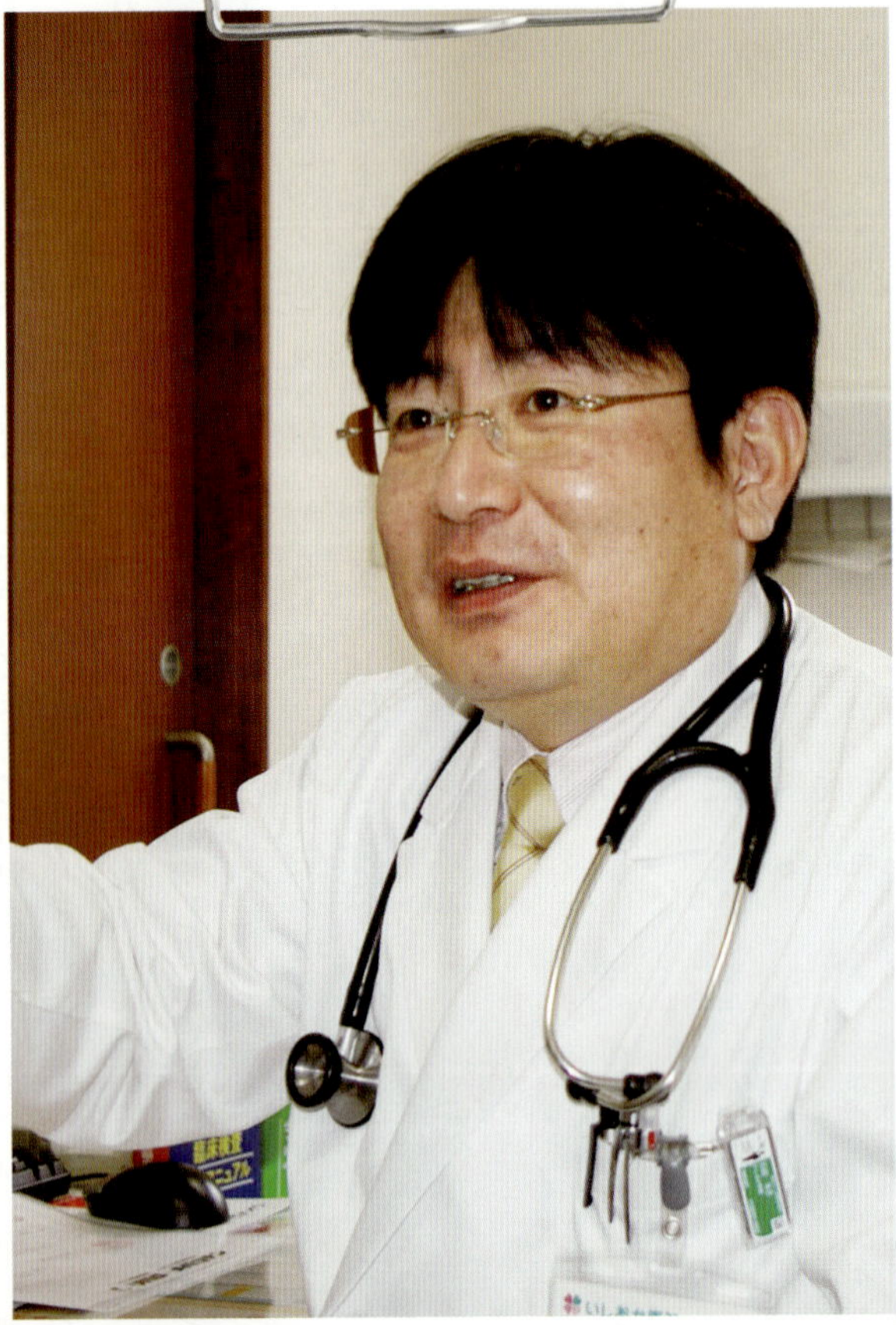

「疾患を未然に防ぐため、また出来るだけ早い段階で治療を行うため日頃からの検査を積極的に行っています」

医師不足が叫ばれる現代。都市部に比べ地方都市ではその傾向が顕著だ。病気にかかった時、引き受けてもらえる施設が少ないのはもちろん、病気を早期発見し早期治療するために必要不可欠な検査を受けることも難しくなる。

近くにかかりつけの医者がいない、総合病院に行こうと思っても予約や待ち時間が長く気軽に検査を受けられないなど、年齢層が高い地域では特に深刻な社会問題となりつつある。

広島県福山市にある「いしおか医院」はこうした医師不足、医療過疎の問題に向きあった新しいクリニックの形を示している。

医院でありながら、採血検査の結果がすぐ出るように院内での血清・生化学検査、エコー（超音波検査はもちろん、ヘリカルCTや胃カメラ（上部消化管内視鏡検査）・大腸カメラ（下部消化管内視鏡検査）といった総合病院にも負けない先端検査機器を揃え、患者が総合病院並みの検査を受けられる環境を備えている。

異常が見つかった場合は、近隣の総合病院と連携して受け入れ先を紹介する。もちろん内科としても様々な症状を診療し、在宅医療も行っている。小回りがきく医院の特徴を維持しつつ、病院の長所も取り入れた、まさに『町の次世代型医院』だ。

故郷で勤務医と産業医の二足のわらじ
住民と従業員の希望に応え開業を決意

郊外における理想的な医療施設を、生まれ育った町で実践しているのが石岡英彦院長だ。故郷の町で開院することになったきっかけをこう語る。

「北九州の産業医科大学を卒業後、岡山大学第一内科学教室に入局。その後、地元の日本鋼管福山病院で11年間勤務しました。そんな中、周りから『気軽に通える医院を開いてほしい』という要望があり、二〇〇七年に大門町で『いしおか医院』を開院しました」

また石岡院長は、「この町には日本鋼管福山病院があるのですが、山の上にあるため高齢者が通うには負担が大きい。また長年、地元で開業医として内科を診ておられる先生もいるのですが、ご高齢になられ、後継となる内科医師が必要となってきたのです」と当時を振り返って説明する。

地元の人たちが石岡院長に強く開業を求めたのには、もう一つの大きな理由がある。

「産業医科大学を卒業した者には九年間産業医を務める義務があります。私は病院で勤務医を務める傍ら、ＪＦＥスチールで産業医もしていました」

鉄鋼の分野では日本第二位、世界第五位の規模を誇るＪＦＥスチールの製鉄所が広島県福山市に存在する。日本の鉄鋼業を支える企業で、産業医として職員の健康を管理するという重要な任務を担っていたのだ。

「ばい煙などの有害な物質を吸い込んでいないか、という検診が主な業務でした。ＪＦＥが九州の炭坑で働いていた人たちを多く雇ったので塵肺を患っていた人も多くいました。この人たちの治療にも携わってきました。また、仕事上の悩みなどメンタルな分野で訪れる方もたくさんいました」

製造業で働く作業員の肉体的、精神的な支えとなっていた石岡院長のもとには、今でも多くのＪＦＥスチール職員が訪れる。

こうして地域住民と鉄鋼会社の勤労者、福山市を支える双方の希望に応える形で、大門町に頼れるかかりつけ医院として「いしおか医院」が誕生した。

病院に匹敵する検査機器で重病を早期発見
専用の個室を用意しプライバシーにも配慮

「いしおか医院」の最大の特長は病院にもひけを取らない充実した検査機器を完備していることだ。

「日本人の死因のトップは癌、その次は心不全、心筋梗塞、脳卒中、腎臓病など心血管系の病気です。こうした疾患を未然に防ぐため、また発見しても出来るだけ早い段階で治療を行うために、日頃からの検査を積極的に行っています」とその理由を説明する。

特に力を入れているのが内視鏡検査だ。胃カメラと大腸カメラを揃え、癌の中でも割合の多い胃癌や大腸癌、またその元となるポリープなどを発見し、日帰り手術で大腸ポリープは切除する。

内視鏡検査は施術の難度が高く、患者の負担を出来る限り抑えるには高度の技術を要するが、「元岡

いしおか医院

山大学准教授（現　広島市民病院　内視鏡科主任部長）で岡山大学付属病院勤務時代の恩師である水野元夫先生に厳しく指導してもらいました」というように研修医時代から鍛え上げてきた長年の経験と技術は確かなものだ。

　検査を受ける側の心情に配慮した対応もきめ細やかで、専用の個室・トイレを完備し、プライバシーを徹底的に保護。内視鏡の洗浄装置も口から挿入する上部用と肛門から挿入する下部用の２つを用意する。

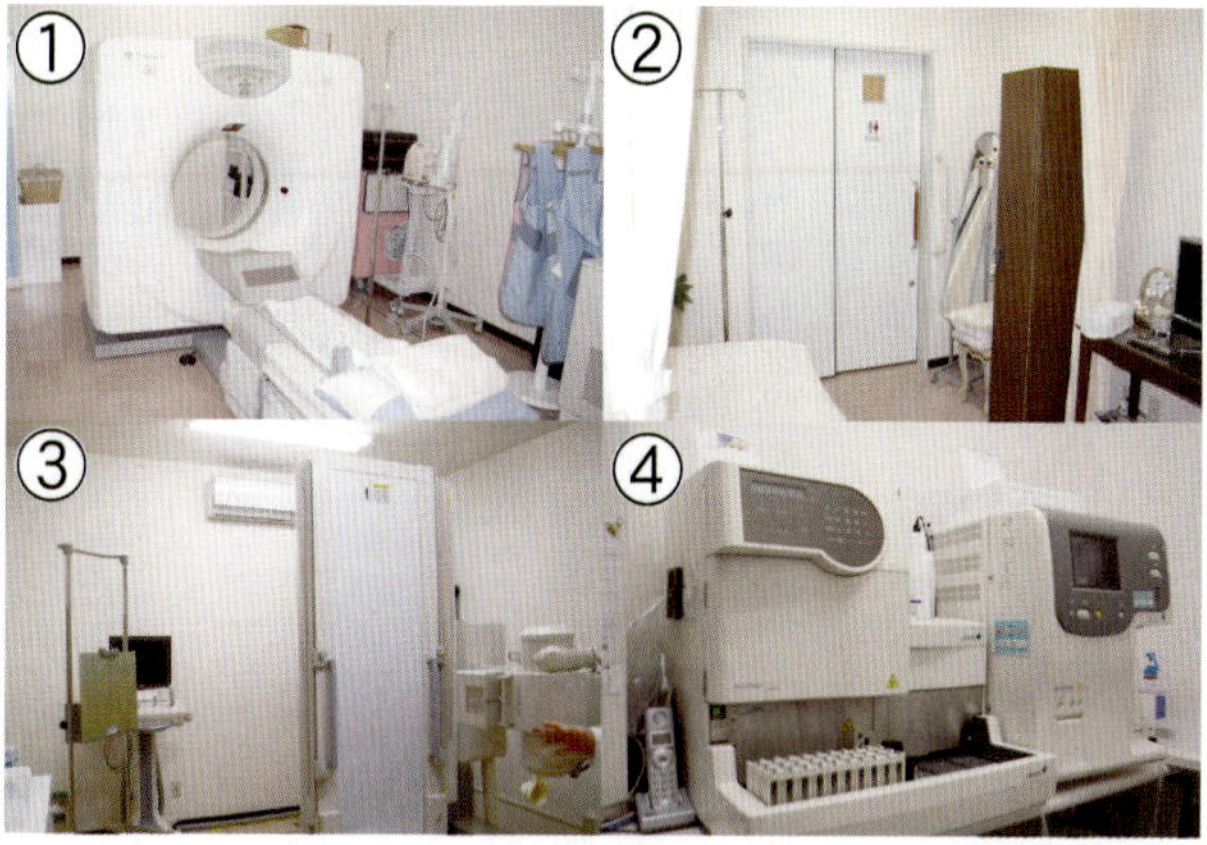

①医院には珍しくヘリカルＣＴを完備②プライバシーに配慮した内視鏡検査者用の個室③放射線技師を雇いＸ線検査など造影検査にも注力④他にも抗体検査をはじめ総合病院並の検査機器を揃える

「洗浄装置を利用すればほぼ一〇〇％洗浄出来て清潔に安心して使えるのですが、患者さんからすると同じ洗浄器で上部用と下部用のものを洗うというのは理屈では割り切れない部分もありますから」と、感情面への配慮も怠らない。

　また胃癌の原因とされるピロリ菌の検査にも注力。ピロリ菌の研究により博士号を取得している石岡院長の得意分野だ。

「ピロリ菌感染者は日本で約六百万人と言われていて、特に50歳以上の高齢の方に多いです。感染者と非感染者では胃癌のリスクは数倍違うという研究結果が発表されています。胃潰瘍や十二指腸潰瘍などの原因にもなりますし、除菌は大切です。検査は息を吹き込んで出来る簡単なものもありますし、服薬で除菌可能です。１回目の除菌治療で約80％～90％、１回目で除菌出来なかった患者さんも２回目の除菌治療で約90％以上の割合で除菌できます」と説明にも力がこもる。

CTやX線検査など造影検査機器も導入
検査技師や放射線技師などスタッフも充実

豊富な検査機器を誇る「いしおか医院」の中でもとりわけ目を引くのはCTだ。内科・胃腸内科と共に放射線科も標榜する「いしおか医院」ではヘリカルCTやX線検査などで造影検査も行っている。

「健康診断だけでは癌の早期発見には不十分です。当院ではCTで5㎜以上の腫瘍を指摘しています。他にも内視鏡では検査不可能な頭部や頸部、胸部、腹部などを検査し、肺癌、肝癌、膵癌、副腎腫瘍、リンパ腫など腫瘍のみならず脳出血などを発見しています」

造影検査において間違いのない検査をするには正確な画像診断が必要だが、「いしおか医院」では万全を期し、画像の読影を元佐賀大学医学部放射線医学教室講師の加藤明氏にも依頼。石岡院長と放射線の専門家の二人のプロの眼を通し、検査にとって最も必要な「精度」を確保している。

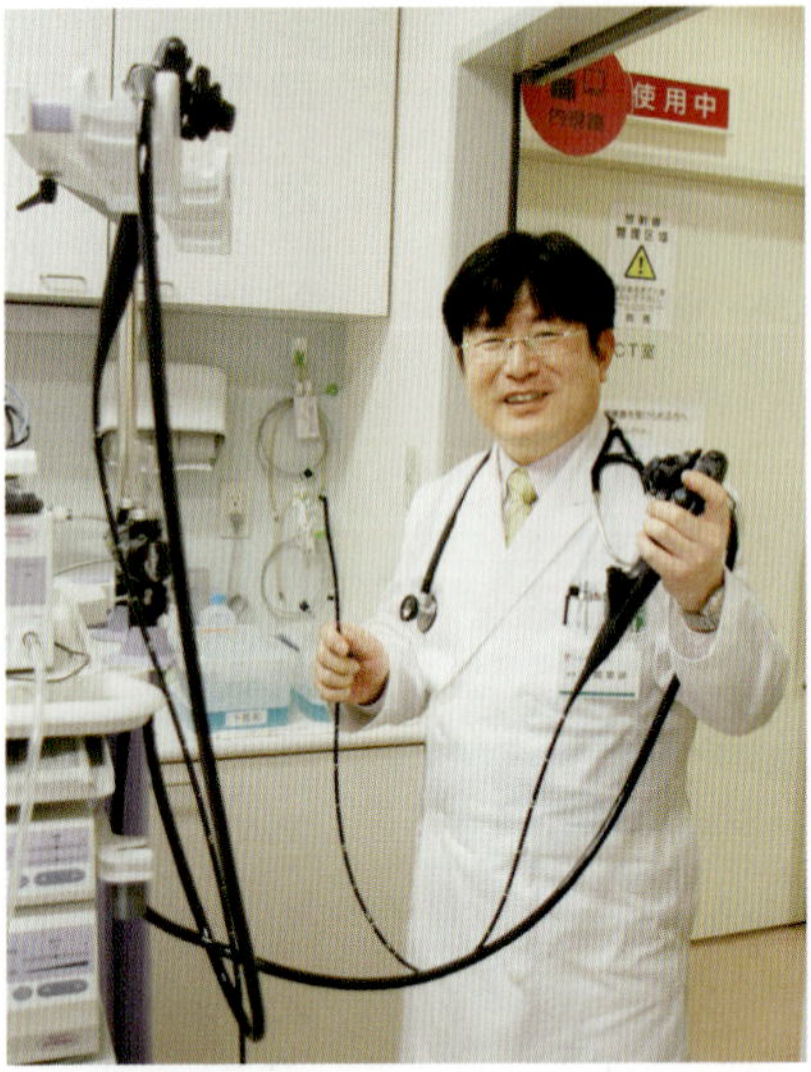

内視鏡検査で患者の負担を出来る限り抑えるには高度の技術を要する

他にも前立腺癌や糖尿病、高脂血症、肝炎、膵炎、腎障害を発見できる血液検査などの検体検査をはじめ、心電図検査や呼吸器機能検査、腹部エコー、頸動脈エコー、心エコー検査など、医院の域を超えた幅広い検査を行っている。

診察の傍ら、こうした検査を滞りなく行うために石岡院長はスタッフの充実に力を入れている。検査技師2人、放射線技師1人を配し、必要としている人々により早く検査を受けることが出来る環境を整える。

検査後のフォローも万全だ。異常が発覚されれば連携先の病院へ紹介する。石岡院長が勤務していた日本鋼管福山病院を始め、福山市民病院や福山循環器病院、脳神経センター大田記念病院など福山市の数多くの医療施設と密接な関係を保ち、各医療分野の専門医を紹介する。

また病院での治療が一通り終わり、後は通院だけで済む状態にまで落ち着けば、「いしおか医院」で引き取って、遠くの病院に通院する患者負担を軽減する。

身近で気軽に検査できる環境を整え、無自覚無症状の間に進む癌の初期進行を定期的な検査で確実に発見。治療設備の整った連携先の病院で治療し、その後は「いしおか医院」に戻る。治療の入り口とも言えるその診療スタイルは、高齢化が進む地方都市の理想的な医療の形と言えるだろう。

風邪から糖尿病、うつ病など幅広い疾病に対応
病院とも高い連携を築きフォロー体制も万全

地元の人々にとって健康の相談窓口である「いしおか医院」には検査希望者だけでなく様々な疾患や不安を抱えた患者が訪れる。

「風邪を引いた人やうつ病の人など色んな患者さんがいらっしゃいます。高齢者の方が多いので、糖尿病や高血圧、脂質異常症、骨粗鬆症、認知症を患った人も目立ちます。特に潜在的に認知症を抱えている人も多いです。診察中には異常が見つからなくても、家に帰ると異常が見られるといったケースもあるので、いつも注意深く診ています」と診察室だけで終わらせず、家族とも連絡をとりながら包括的に診断する。

認知症患者には薬で進行を遅らせ、場合によって近隣の脳神経外科や脳神経内科を持つ病院に紹介する。

糖尿病治療ではケースによるがインスリンは極力抑え、内服での治療を心がける。日頃の栄養管理や運動も重要となってくるため、管理栄養士を採用して日常生活の指導も行っている。内服・食事・運動の3つの柱で糖尿病をコントロールする。

さらに、「いしおか医院」では医院に来られない患者のために、在宅医療も行っている。外来の休診時間を利用し、定期的に訪問するだけでなく、院長をはじめ、看護師の方に専用の携帯電話を所持させて、24時間サポートできる体制を整えている。

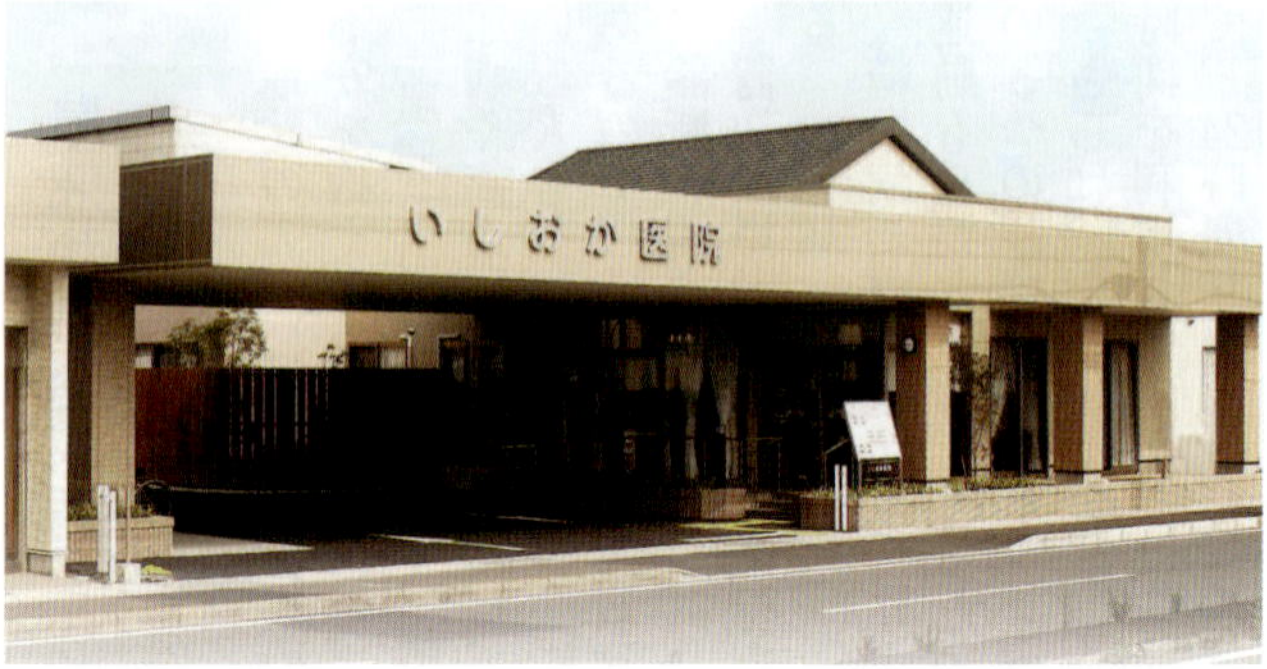

総合病院に負けない検査機能を持つ町の次世代型医院、いしおか医院

このように地域の人々にとって頼られる医院となるために、すぐに他の施設を紹介するのではなく、検査や診察で確実な診断を下して治療する。また的確な診断のもとに総合病院や専門病院に紹介して、自分を頼ってくれた患者に責任を持つ。引き受ける病院側にとってもその後の対応がしやすい。

　こうした姿勢が連携先の病院との間に高い信頼関係をもたらし、患者にとっても安心してかかれる信頼の医院となっているのだ。

弟の命を救った医師たちを見て医師への道を決意
四つ葉のクローバーを胸に地域のために献身する

　患者側の立場に立った医院作りを行っている石岡院長だが、医師を目指すきっかけとなったのは、少年時代のとある〝名医〟との出会いだったという。

「私の弟は先天性の心臓病を抱えていました。何度も発作を起こし、命の危険にあいました。いつ発作がおとずれるか分からない、そんな状況下で弟を担当してくれた医師たちは昼も夜もなく懸命に治療に当たってくださりました。その後、回復し弟は今も健康に暮らしています。私もあの先生方のように多くの人の命を救いたいと思い、医師の道を進む決意をしました」

　地元に根ざした治療、重病を早期発見・早期治療するために充実させた検査設備とスタッフ、様々な症状を訴え訪れる患者への誠実な対応など、石岡院長、「いしおか医院」の診療理念の裏には家族を救ってくれた医師たちに対する感謝と畏敬の思いが脈打っている。

　産業医時代の経験を買われ、今でも休診日の水曜日に㈳広島県労働基準協会で、国家資格である作業主任者の技能講習を担当。地元企業のホーコス㈱等の産業医も務めている。

日曜日も在宅医療で緊急の呼び出しがあれば駆けつける。「忙しいですが、困ってる人がいるので休むわけにもいけません。かといって私が病気になっては本末転倒ですから、私自身の健康にも気をつけています」

〝名医〟から〝名医〟に受け継がれた、地域や企業で働く人々の為に尽くす医師。深刻の度を加える医師不足や地域間の医療格差など、国や自治体レベルでの対策の必要性が叫ばれている。

しかし、最終的に問題の解決の糸口になっていくのはこうした医師一人ひとりの地域社会、地域医療に精勤する気高い医療活動であり、その後ろ姿を見て育つ人々だ。

「いしおか医院」のシンボルマークである四つ葉のクローバー。それぞれには、「大切に」「誠実に」「優しく」「あたたかく」という意味が込められているという。

幸福の象徴を示す「いしおか医院」の四つ葉のクローバーは、広島県福山市で燦然と輝き続けている。

PROFILE

石岡英彦（いしおか・ひでひこ）

広島県福山市出身。
広島加計学園英数学館高等学校卒業。産業医科大学医学部卒業。日本鋼管株式会社福山製鉄所産業医。岡山大学医学部第1内科学教室入局。岡山大学付属病院第1内科勤務医。日本鋼管株式会社日本鋼管福山病院内科医長。産業医科大学生態科学研究所労働衛生工学研究室非常勤助教。石岡労働衛生コンサルタント事務所設立。(社)広島県労働基準協会講師。平成19年 福山市大門町に「いしおか医院」開業。医学博士号取得。日本消化器病学会消化器病専門医。日本消化器内視鏡学会 消化器内視鏡専門医。日本内科学会内科認定医。日本体育協会公認スポーツドクター。日本医師会認定産業医。日本医師会認定健康スポーツ医。日本人間ドック学会認定医。日本感染症学会ICD。労働衛生コンサルタント（保健衛生）。作業環境測定士（1種）。心と体の健康づくり（THP）指導者（健康測定研修修了医師）。広島県緩和ケア専門医師研修修了医師。成人二次救命処置インストラクター。身体障害者福祉指定医師（呼吸器機能障害・小腸機能障害・肝臓機能障害）。

INFORMATION

いしおか医院

■ 所在地
〒721-0926 広島県福山市大門町3-19-14
TEL. 084（946）5100
FAX. 084（946）5155
URL
http://www011.upp.so-net.ne.jp/ishioka/

■ 診療内容
内科、胃腸内科、放射線科

■ 診療時間

月曜日～金曜日	午前8時30分～12時 午後3時～7時
土曜日	午前8時30分～12時 午後3時～5時

■ 休診日
水曜日・日曜日・祭日

信頼の主治医 Interview

Doctor who can rely on

乳腺外科・消化器外科をベースにあらゆる疾患に対応

地域のかかりつけ医としてきめ細かく健康をサポート

医療法人社団 開運堂 上野毛あだちクリニック ― 理事長・院長 足立 幸博

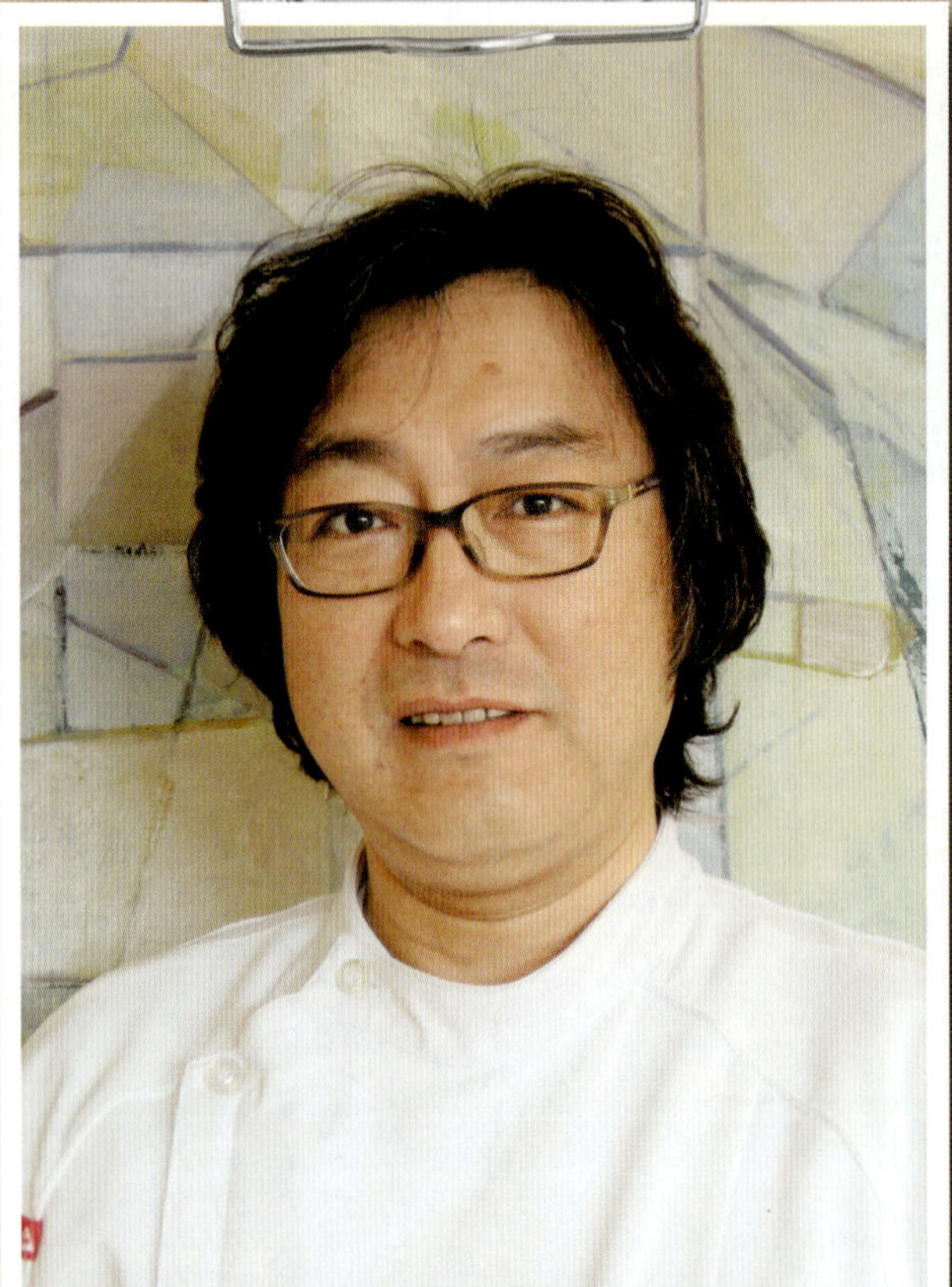

「プロセスと結果が両方伴って初めて最良な治療と考えます」

日本の〝医療崩壊〟が叫ばれて久しい。医療現場における医師や看護師の過酷な勤務実態や相次ぐ中小病院の縮小・閉院。急患の受け入れ不能などの実態が浮き彫りとなって、昨今深刻な社会問題となっている。

問題の根幹にあるのは慢性的な医師不足である。医師不足というと地方だけの問題であると思われがちだが、都会であってもかかりつけ医と大学病院とをつなぎ、地域の医療連携を担う中核病院における医師不足は特に深刻なのだ。

大学病院をはじめとする大病院と、かかりつけ医である地域のクリニックの間にあって、急患や出産の受け入れ、医療ケアを行なう〝中核病院〟の多くで医師不足からなかなか本来の機能を発揮し得ない事態が起こっている。

こうした〝はざま〟にあって、必要とする治療が受けられず、行き場を失ってしまった患者は少なくない。

このような医療現場を反映して、今、各専門分野に幅広く精通したある意味で〝なんでもできる〟かかりつけ医の存在が強く求められるようになってきた。

「地域のかかりつけ医として、一人ひとりの人生と寄り添い、その人の身体を〝太く長く〟トータルで診ていきたい」

こう語るのは、外科医として長らく地域医療に尽力してきた上野毛あだちクリニックの足立院長だ。都内でも有数の住宅街である世田谷区上野毛に位置する同クリニックでは、足立院長の専門分野である乳腺外科・消化器外科・肛門外科の診療をはじめ、救急医療に携わってきた経験から、あらゆる疾患治療の窓口として、患者一人ひとりに必要な医療を提供している。

優れたスタッフと充実の設備で乳がんの早期発見・早期治療
検診、初期治療から術後のケアまでの一貫医療を実現

上野毛あだちクリニックでは診療科目ごとに診察室を二つ設けている。乳腺外科は赤を基調、消化器科は緑を基調とし、それぞれの部屋で院長が診察にあたる。

「開院以来、乳腺を専門に検診・治療を行っていましたので、やはり乳腺外科を受診される患者さんの割合が最も多いです。中でも大半の患者さんが検診で来られます」

近年、テレビのドラマでも乳がんが盛んに取り上げられることもあって、日々の触診、マンモグラフィーによる定期健診など、乳がんに対する女性の意識は非常に高まりつつある。それに加えて二〇〇八年以降、医療法の改正で乳腺を専門とするクリニックが「乳腺外科」と表示できるようになって、乳がんの治療を行う乳腺外科が身近な存在となり、今までよりも乳がんの検診や治療を受けやすい環境が整ってきた。

「乳がんはなったからといって、それがただちに死に結びつくような病気ではありません。そうならないためにも定期的な検診が不可欠です。仮に乳がんになったとしても早期発見・早期治療ができれば完治が望めます」

足立院長は何より検診の重要性を訴える。乳がん検診というと、病院の場合は乳腺外科の受診、放射線科によるマンモグラフィー撮影、専門医による乳腺画像の診断という流れで、それぞれの予約、診療が必要となり、結果が分かるまでに数週間もかかる。

しかし、上野毛あだちクリニックでは乳腺学会認定専門医であり、マンモグラフィー読影専門医である足立院長と、マンモグラフィー撮影技師との連携により、早ければその日のうちに結果が分かるのも魅力だ。

「検査の結果治療が必要となった場合は、基幹病院と協力しながら治療を進めていきます。最近の乳がん治療は精神的な負担の少ない縮小手術が主流です。手術でしこりの一部を取り除き、抗がん剤治療などで転移をしないように経過観察をしていくという手法です。良性なしこりの場合は当院で手術することができますが、縮小手術は大きな病院で行う必要があります。そのような場合も診療から手術に至るまでの流れがスムーズにいくよう、当院では基幹病院を充実させています」と説明する足立院長。

豊富ながん治療実績をベースに末期がん緩和ケアに注力
患者一人ひとりのニーズに的確に応えた緩和ケア

医療法人社団 開運堂 上野毛あだちクリニック

乳がんの縮小手術は術後の経過観察が非常に重要である。同クリニックでは術後のアフターケアにも力を入れており、初期治療から手術、術後の治療やフォローまで一貫した治療を安心して受けることができる。

乳がんは早期発見、早期治療すれば、約90％の確率で完治するといわれている。定期的な乳がん検診の重要性が叫ばれるのはそのためだ。また乳がん検診や初期治療、術後のアフターケアなどは上野毛あだちクリニックをはじめとした乳腺外科クリニックで受けることができる。しかし、クリニックで必要とされている治療はそれだけではないと足立院長は指摘する。

「手の施しようがない末期状態の方が当院に来られる場合もあります。例えば乳がんの進行により胸部が腐ってしまった患者さんでしたら、臭わないように毎日ガーゼ交換をしなくてはなりません。しかし、そのために大学病院まで足を運ぶことは不可能でしょう」

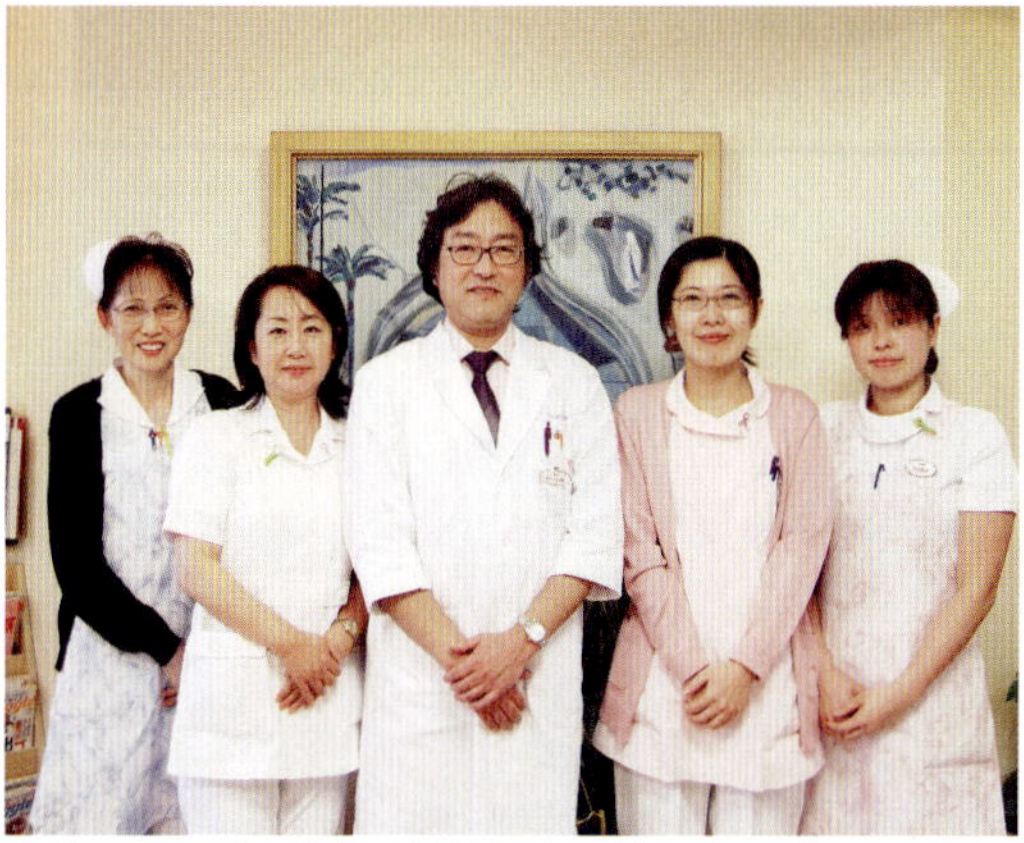

患者のニーズに応え、地域医療に携る上野毛あだちクリニックのスタッフ

足立院長によれば、末期患者の緩和ケアの担い手となっていた中小病院が次々と閉院や、機能不全に陥ったことにより、ケアを必要とする患者が行き場を失ってしまったという現実があるという。

足立院長は大学病院などで外科医として、乳がんはもちろんのこと、胃がん・大腸がん・肺がんなどの治療にあたってきた豊富な経験を生かして、末期患者の緩和ケアに熱心に取り組んでいる。

「緩和ケアはその人の痛みや苦しみを取り除く治療です。点滴が必要ならば点滴を、貧血気味ならば鉄分投与を、呼吸が苦しければ酸素吸入を、そして胸水がたまっていたら胸水を抜いてあげる、というように一人ひとりに合わせた治療をしています」

長年外科医として培ってきた臨床技術をベースに、クリニックだからこそできるきめ細かな治療サービスで、今後も患者一人ひとりのニーズに的確に応えていきたいと意気込む足立院長だ。

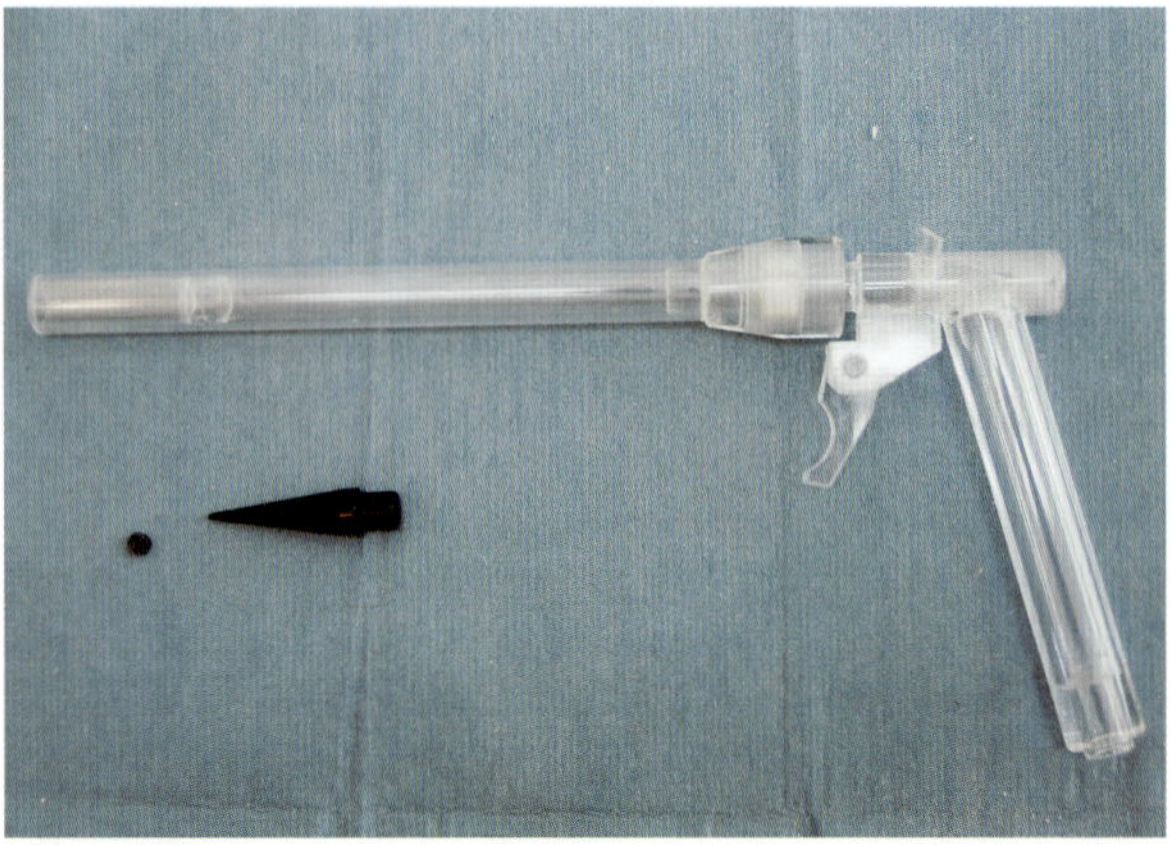

特許も取得している独自の痔核吸引結紮（けっさつ）法の「輪ゴム結紮処置器具」

独自の痔核吸引結紮（けっさつ）法で痔を日帰り治療
手術をしないで多くの人を痔の苦痛から解放

足立院長は日帰りでできる痔の治療にも力を入れている。痔の症状も軽いものであれば軟膏や内服薬で改善できるが、症状が進行すると市販の薬では治すことができず、病院での治療が必要となる。しかし、痔で病院に行くとなると、「恥ずかしい」「手術や入院が面倒」といった理由から、なかなか治療に足を運ぶことができないでいる人が多い。

「痔は肛門周辺の血管がうっ血して静脈瘤となったものであり、皮膚と粘膜の境界線より外側にあるのが外痔核、内側にあるのが内痔核と2種類に分類されます」

足立院長によれば、外痔核は外来で局所麻酔を用い、血豆の状態になった痔核を取り除くだけで治すことが可能で、術後の通院も数回で済むことが多いという。一方、内痔核は症状が進行すると、肛門の中にある痔核が外に出たまま戻らないことがある。このような状態になれば通常手術をしなくてはならないが、同クリニックでは独自の機器を用い、患者にとって負担の少ない日帰りでの治療を行っている。

「何も手術だけが痔の治療ではありません。手術は患者にとって体の負担も大きいですし、術後の痛みも相当なものです。当院では手術の前段階の治療として吸引結紮（けっさつ）法を取り入れています。内痔核を痔核結紮器という機器を使って痔核を吸引し、その根元を輪ゴムで縛ってしまうのです。この方法ならば数回の通院で済み、痛みもほとんどありません」と説明する足立院長。

吸引結紮法は従来外国製の機器で行われていたが、上野毛あだちクリニックで用いているのは、足立院長が大学の後輩と共に開発した日本初の国産痔核結紮器だ。

「輪ゴム結紮処置器具」「内痔核に対する処置用機械器具」として特許も取得済みのこの器具は、吸引の強弱がコントロールでき、角度調節も容易なため、外国製のものと比べて痔核が縛りやすいという特徴がある。さらにより強いゴムで縛るため、治療効果も格段に高く、手術と同等の効果が得られる。

「それでもなかなか治らない人には手術を受けてもらいます。しかし、その時その時で患者さんにとって最良な治療ができればと思います」と足立院長。

この機器は、それまで外科的な手術を行うことが多かった脱出性内痔核や脱肛の治療にも効果を発揮する。足立院長は自身が開発した器具で、痔の苦痛から多くの人が解放されることを望んでいる。

身体に負担をかけない優しい治療がモットー 身体のバランスを整えるホルミシス治療で細胞から健康に

外科医として足立院長は、上野毛あだちクリニックを開業する前から、中核病院の医療の現実と向き合って地域医療に貢献してきた。その過程で足立院長が常々大切にしてきたことがある。

「医療で重要なのは結果だけではありません。それまでのプロセスと結果が両方伴って初めて最良な治療といえます。できる限り自然な状態で、体に負担をかけない優しい治療を心掛けています」

足立院長は地域のかかりつけ医として、病院が病気を治療する場にとどまらず、体のバランスを整え、健康を維持する場でありたいと願っている。健康維持のための取り組みとして力を入れているのがアンチエイジング治療だ。

上野毛あだちクリニックでは、にんにく注射やプラセンタ注射をはじめ、町のクリニックではまだ実績が少ないホルミシス治療にも力を入れている。

「がんには治る人と治らない人がいます。完治が見込めないために、抗がん剤治療をドロップアウトしてしまった患者さんも数多く見てきました。こうした患者さんが取り組める治療はないかと探していた時に出会ったのがホルミシスです」という。

ホルミシス治療というのは、体に全く害のない微量の放射線を浴びることで身体中の細胞の活動を活性化させ、傷ついた細胞を修復することで新陳代謝を促すものだ。

自然体でいられる最適な優しい医療を追究する 患者のニーズに応え続ける地域のよき総合医を目指す

ホルミシス治療は人間が本来持っている自然治癒力を促し、老化抑制やがんの進行抑制など、さまざまな効果があることが知られている。普通放射線と聞くと「怖い」と感じるものだが、私たちの身の回りには元来自然の放射線が存在しており、人間にとって必要とされる放射線の量より多くても少なくても健康を損なう原因となる。

「コンクリートに囲まれた都会では、放射線の量が自然環境に比べてずっと少ないのです。当院に設けているホルミシス治療室は自然と同じ放射線の量が保たれています。天然石由来のものとして古くから温泉治療に役立っているラジウムを含んだ温泉に入るのと同様の効果が得られます」

ホルミシスは決して即効性のあるものではないが、同クリニックでは医師と専門のスタッフによる指導のもと、時間をかけて体のバランスを整える治療を行っている。

「新しい治療法をどう取り入れていくかは難しい問題です。新旧入り乱れて色んな治療法が錯綜する昨今です。それだけに、治療に当たってはしっかりとその効用を見極めた上で、最適な治

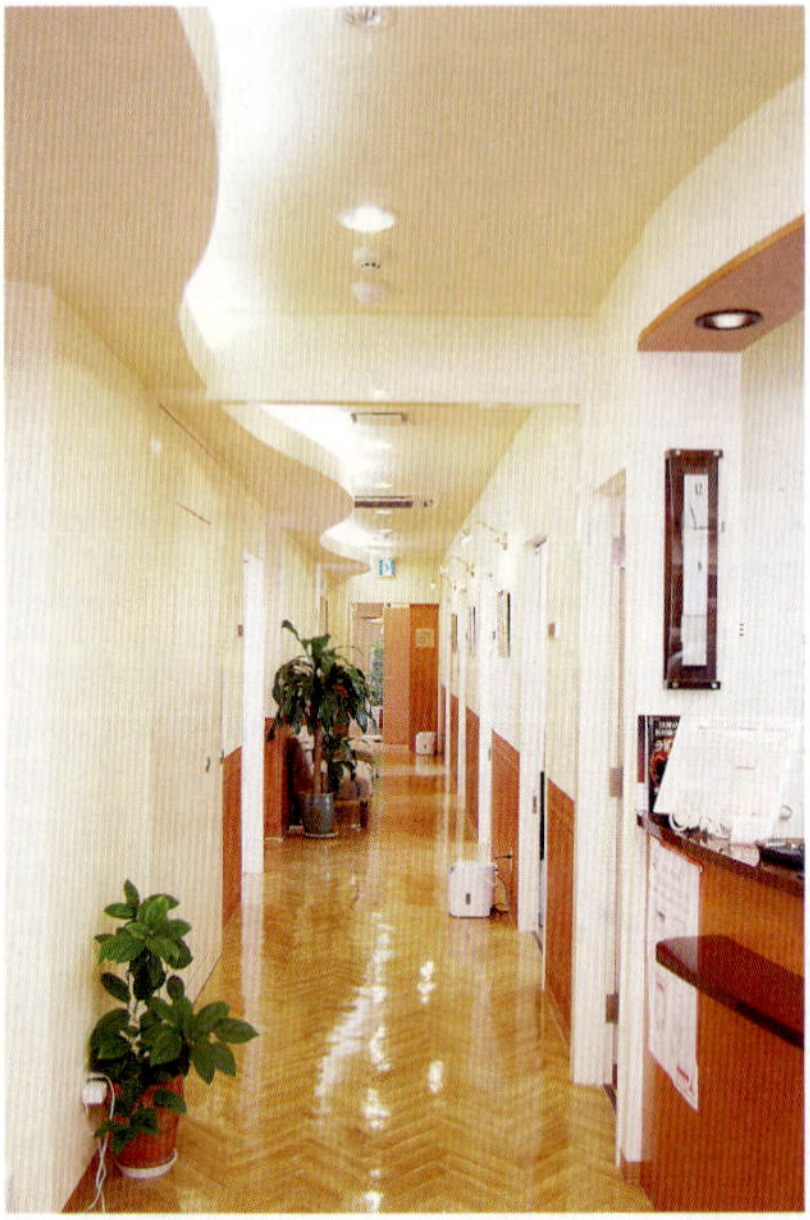

天井の緩やかなカーブが患者の気持ちを和ませてくれる

医療法人社団 開運堂 上野毛あだちクリニック

療法を目指していきたいと思います」

　こう語る足立院長のエネルギーの源泉となっているのは「患者さんのニーズに応え続ける医師でありたい」という熱い思いだ。足立院長は、患者一人ひとりの訴えに真摯に耳を傾け、同時に患者が自然体でいられる最良の優しい医療を追求している。

「大丈夫。死なない人はいないから。でも、一人で悩む必要はないんですよ」

死と対峙しながら生きてきたという院長の言葉は、常に冷静でありながら温かみがにじみ出る。それは足立院長自身がどんなときも自然体であるからだろう。

　地域の人々の良き総合医として、足立院長は一人ひとり幸せに生きるため、地域医療へひたすら情熱を傾ける。

PROFILE

足立幸博（あだち・ゆきひろ）

昭和59年聖マリアンナ医科大学卒業後、同大学病院第一外科入局。同大学横浜市西部病院外科医長、同大学東横病院外科医長、医療法人和乃会小倉病院外科部長並びに院長を歴任。同院長を退職後、平成18年9月に上野毛あだちクリニック開院。平成6年ヨーロッパ乳癌学会(ASCO)での発表によってファーストプライズ受賞。平成7年日本初の国産痔核結紮器を開発。輪ゴム結紮処置器具・内痔核に対する処置用機械器具として特許取得。日本乳癌学会専門医。マンモグラフィー読影専門医A評価。日本外科学会専門医。日本内視鏡学会認定医。日本外科学会認定医。日本医師会認定産業医。ホルミシス臨床研究会理事。

INFORMATION

医療法人社団 開雲堂
上野毛あだちクリニック

■ 所在地
〒158-0093　東京都世田谷区
上野毛2-7-16　玉屋ビル3F
TEL　03（6303）1114（総合受付）
　　　03（5758）3915
（ホルミシスルームお問い合わせ）
URL　http://www.adachi-clinic.or.jp

■ 診療科目
乳腺外科、外科・消化器科、内科・内視鏡内科、肛門外科

■ 診療時間
午前 9:00 ～ 12:00（月～土）
午後 15:00 ～ 18:00
（月～金、土は13:30 ～ 16:30）
休診日：水曜日・日曜日・祝日

■ 院長から
これまで外科医として、救急を含めた地域医療に貢献してまいりました。
今後はこれまでの経験を基に患者様ひとりひとりのご要望、ご相談にお答えしながら、きめ細かな診療に勤めたいと思います。

1、乳腺外科、消化器外科医としての経験を生かし、ひとりひとりの要望を大切にし、オーダーメイド医療に寄与すること

2、患者様の健康のために尽力すること

3、スタッフも健康で幸せであること

徹底して患者の話に耳を傾ける地域のホームドクター
地域医療に貢献する信頼と安心の脳外科専門医

クリニックひらまつ —— 院長　平松　敬人

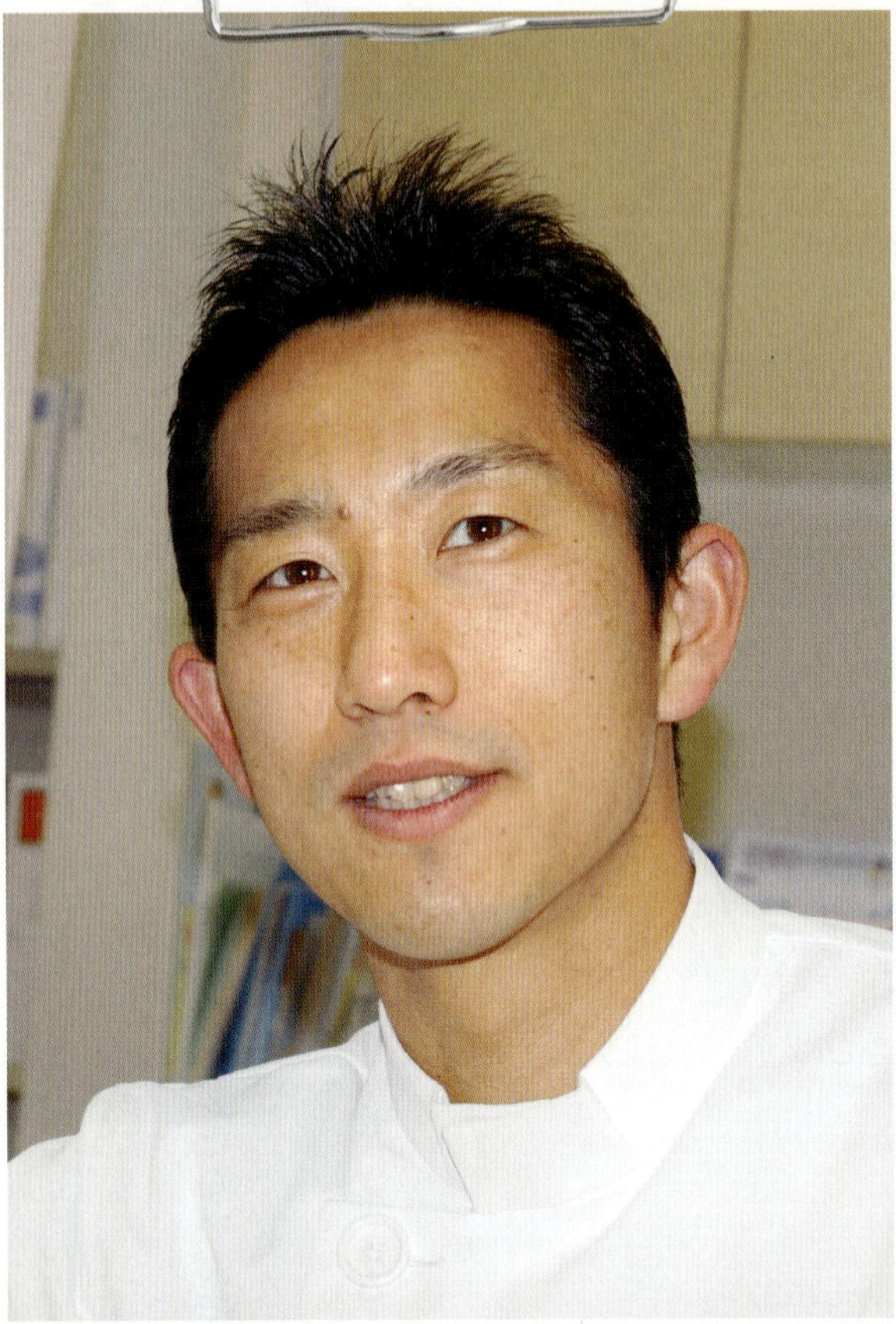

「地域のホームドクターとして何でも相談できる医師をめざし、専門である頭痛治療に力を入れた医療を行なっています」

高齢になっても元気に過ごす秘訣は？　それは自分の身体の状態を把握してくれるかかりつけの医師を持つ事だといわれる。

近くに信頼の置ける医師がいれば安心感を得られ、調子が悪くなれば何より手遅れにならずに対処する事ができる。高齢者にとっての一番の健康管理法だ。

愛知県知多市にあるクリニックひらまつの平松敬人院長は、地域に根差した医療を実践し、町のかかりつけ医として地域住民から多大な信頼を寄せられている医師だ。

住民の健康管理と共に、脳外科専門医としての知識と経験を活かして、頭のトラブルを専門的に診療する。地域医療の実践と、脳外科医としての専門的な診療を2本柱に、平松院長の多忙な毎日が続く。

「病院勤務の時には、時間が限られていて一人ひとりの患者さんを満足に診る事が出来ませんでした。じっくりと患者さんに向き合う—それが独立しようと思ったきっかけですね」

時間をかけてじっくり患者を診たい……こうした想いが募って平成二十二年二月、クリニックひらまつを開業した。

「クリニックひらまつ」は医師人生の集大成
患者とのコミュニケーションの徹底で確かな診断

中学校時代に医師の道を志した平松院長は、自治医科大学医学部を卒業後、「脳の構造は論理的で、診察や治療も論理的に行えるところが魅力的でした」と脳外科医を選んだ。

病院勤務で一千件にも上る外科手術を担当するなど、豊富な手術実績を積み上げてきた。また五年の間、愛知県の佐久島という離島で約四百の島民の健康を一手に支えてきた貴重な僻地医療の経歴も併せ持つドクターである。

「クリニックひらまつは、医師として私がこれまで培ってきた経験の集大成といえます。まずは近隣の方々に信頼して頂き、〝あそこに行けば安心〟と思って貰えるような存在にしていく事が目標です」

口コミや紹介で患者数を増やし、開院してわずか一年で新規の患者は二千人を越える。開業後クリニックひらまつは順調な滑り出しで推移している。

「患者さんの話は、時間をかけてじっくり聞く事を心がけています。時には他愛もない世間話もしますが、楽しそうに話す患者さんの顔をみるとこちらも幸せな気持ちになるんです。開業医として患者さんのそばに寄り添う医療が自分に合っているんだなと思う瞬間ですね」と嬉しそうに話す平松院長。

患者とのコミュニケーションを楽しみつつ、会話の一言ひとことを大切にする。話を詳しく聞く中で、患者の症状を的確に把握し、確かな診断に繋げていくのが平松院長の診療スタイルだ。

「特に頭痛の場合は、症状が幅広く、どういう症状なのかなど話を詳しく聴いていくことが大切です。頭のどの辺りが痛くて、どのような感じの痛みなのか、頻度はどれ位か……。こうして頭痛の種類を見極めていくのです」

一言に頭痛といっても、大きく〝一次性頭痛〟と〝二次性頭痛〟に分けられるそうだ。

「一次性頭痛は他に原因がなく、頭痛自体が病気である疾患です。片頭痛や緊張型頭痛、群発頭痛などがそうです。二次性頭痛というのは、他の原因から起こる頭痛で百六十種類以上もあります。頭痛は症状でもあり、疾患そのものでもあるところが特徴なのです」

平松院長は患者の話のニュアンスや状態から、頭痛の原因と種類を的確に判断していく。

頭のトラブルは我慢せずにまず専門医にかかること
薬物乱用頭痛は薬の量をコントロールする事が大切

クリニックひらまつ

「何日経っても治まらない頭痛や、今まで味わった事の無い頭痛、めまいなどの随伴症状を伴う頭痛であればすぐに専門医に診て貰うことをお勧めします」

平松院長によると、頭部の異常は致命的であったり、後遺症を残す事もあり、何はともあれ専門医にかかる事が重要だと強調する。

「今後、とくに皆さんに気をつけて頂きたい疾患に薬物乱用頭痛というのがあります。平成二十三年一月からロキソニンという頭痛抑制効果のある鎮痛剤が薬局で買えるようになり、誰でも容易に手に入れられるようになりました。しかし、この服用に際しては注意が必要です」と警鐘を鳴らす平松院長。

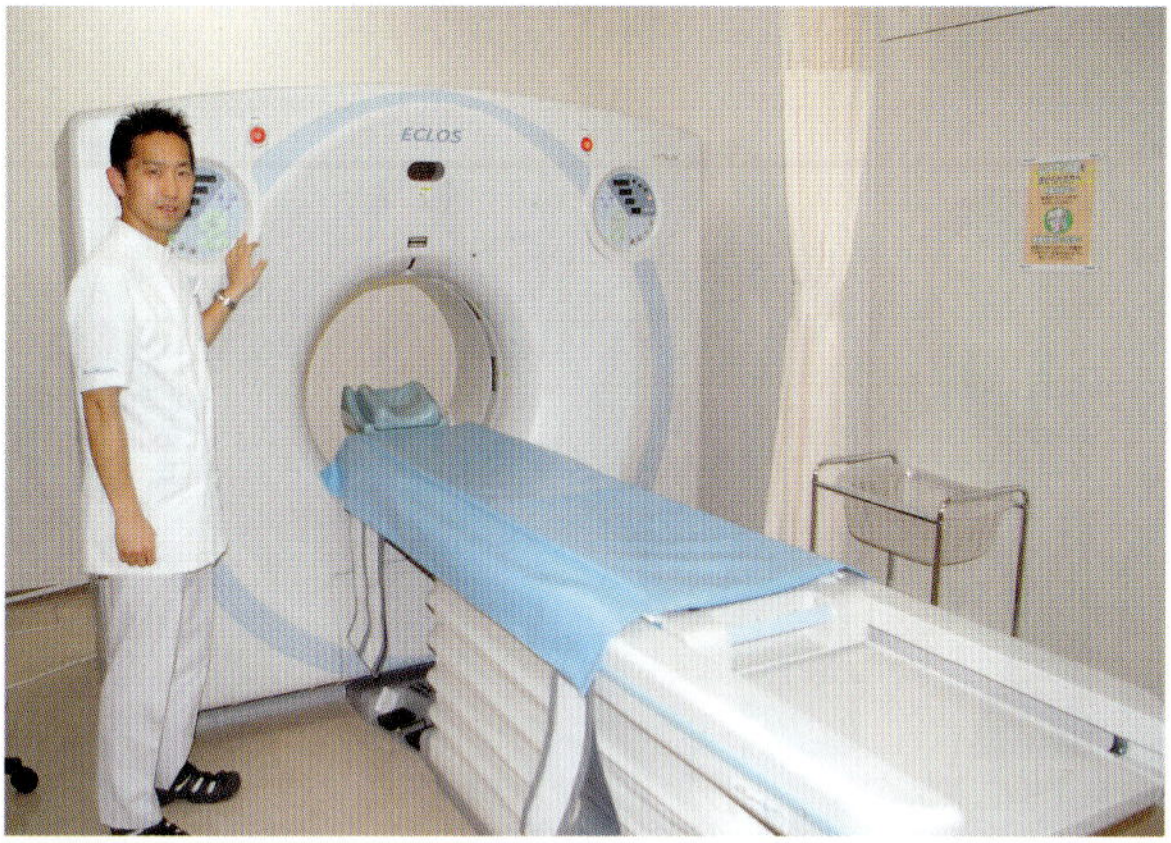

結果を視覚的に確認できるため患者に安心を感じて貰えるＣＴ検査装置

薬物乱用頭痛というのは、痛み止めの薬を頻繁に服用する事で、頭痛の頻度や程度、持続時間が増加して慢性的に頭痛が起こってしまう症状なのだ。もともと片頭痛や緊張型頭痛を持つ人がなりやすい疾患なのだが、いわゆる〝薬を飲めば飲むほど頭痛がひどくなる〟という状態だ。

「薬物乱用頭痛で厄介なのは、薬を飲んでもなかなか効かなくなってしまうことです。薬を多用する事で脳が痛みに対して敏感になり、本来感じないはずの痛みまで感じ取ってしまうのです。痛みを抑えるための薬を飲んで痛みを増幅させる……。その痛みを抑えるためにまた薬を飲む……。まさに悪循環です」

薬自体が悪いわけではなく、乱用する事で逆効果を生じてしまうのだ。

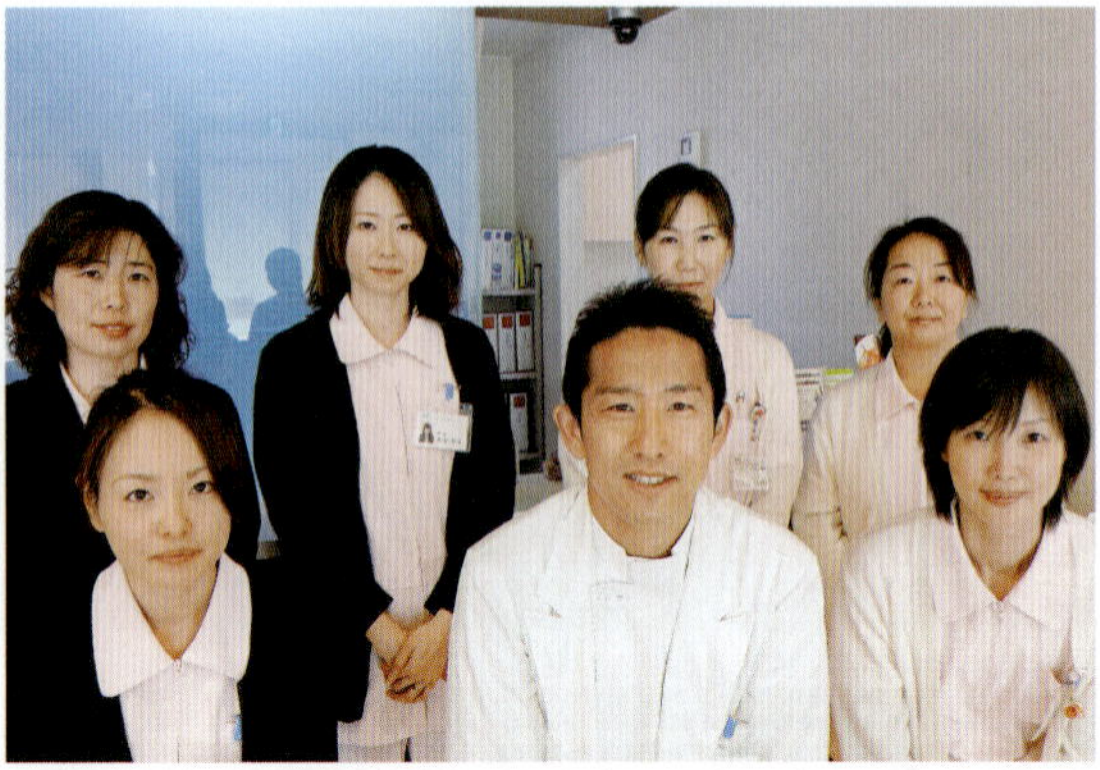

患者に家族のように接するアットホームなスタッフたち

「頭が痛くなりそうだから予め薬を飲んでおく—というように、頭痛の前に薬を服用することを控えることが大切です。薬は効果があらわれるまで三十分〜一時間程度かかりますが、その間の痛みを我慢することで毎日頭痛に悩まされることを防止できます」

薬物乱用頭痛も薬のコントロールで治す事ができるのだ。この意味でも、専門医の助けを借りる事が完治の早道だと平松院長は訴える。

診療所間のネットワークで患者の負担を減らす医療を
食事と運動と笑顔の三つで老後も生きいきと元気に過ごす

現在、クリニックひらまつには頭痛で悩む患者が多く訪れている。平松院長は、今後もより多くの患者を支えていきたいとの想いを強くする。

そのためには診療所間の連携を密にしていくことが大切だと考えている。

「頭痛の悩みで遠方から来て下さる患者さんがいるのですが、やはり毎回遠い所から通院するのは患者さんにとっての負担が大きい。ある程度症状が落ち着けば、患者さんの自宅近くの診療所に通って頂きます。そしてまた症状がぶり返してきたら私のクリニックに来てもらうなどして、出来る限り患者さんの負担のかからない医療を実現していきたいですね」

病院との連携はもちろん、診療所同士のネットワークを構築し、患者本位の医療提供を目指している。

日々診療する中で、患者に対して日常生活のアドバイスも熱心に行なう平松院長はこう指摘する。

「老後も生きいきと元気に過ごす秘訣は、食事を野菜中心にし、腹八分目で抑える。散歩など適度な運動を欠かさず、よく笑う事。これら3つの事を実践するだけで病気の予防として大きな効果があります」

誰でもすぐに始められるような簡単な事ばかりだが、続けることで意外な効果を発揮するという。

突然おこる脳卒中は発症を予防することがポイント 全身的な診察で病気の早期発見と予防を徹底

「病気の予防として特に注意して頂きたいのが脳卒中です。発症してしまうと死に至る可能性もあり、助かったとしても後遺症に悩まされることもある。発症自体を防ぐ事がとても重要な疾患といえます」

脳卒中の予防として気をつけるポイントも他の多くの病気予防と同じく食事と運動だという。

「血圧や糖尿病などの生活習慣病に注意しながら、健康的な生活習慣を身につける事が予防の第一歩です」と、病気予防にことのほか力説する平松院長は、このためクリニックに最新のさまざまな検査機器を備えている。

「CT撮影装置を使えば、頭部・胸部・腹部・骨盤部・頸椎など色々な部位を検査する事ができます。腫瘍の早期発見や、内臓脂肪・皮下脂肪の計測もCTで行う事ができます」

CT検査は予約の必要もなくその場ですぐに行う事ができ、検査時間も10分程度。結果もすぐに把握でき、手間と負担が全くかからない点も大きなメリットだ。

「血球計測器で血液の検査を、心電図で脈の不整や心臓の異常を、呼吸機能検査器で肺の硬さや気道

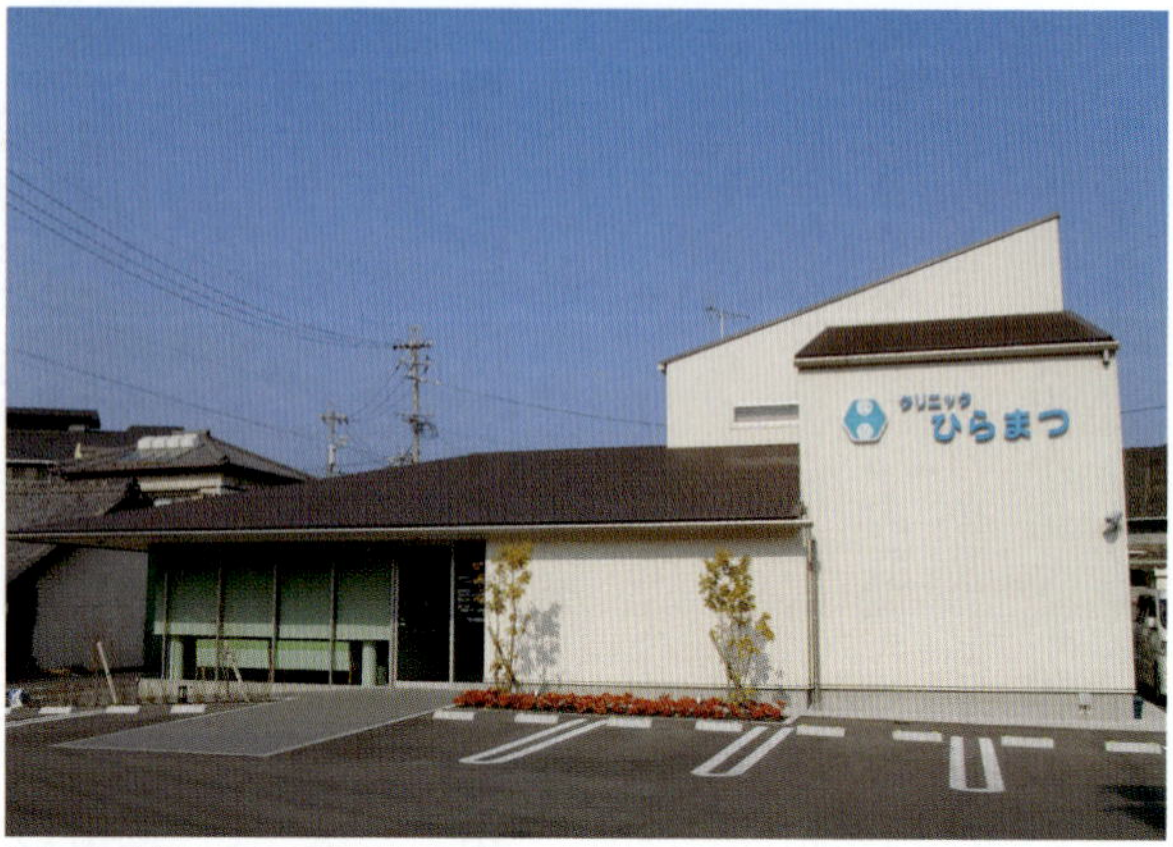

何でも相談できる町のかかりつけ医、クリニックひらまつ

の狭搾の有無を調べ、血圧脈波検査装置で血管の詰まり具合や動脈硬化の程度を調べる事ができます」と説明する平松院長は、複数の検査機器を駆使して患者の身体の状態を正確に把握していく。

「CTなどは結果を視覚的に確認できるので、不安を抱えて受診された患者さんには安心して頂けます。設置して良かったなと思いますね」

患者には家族のように接するアットホームなクリニック
何でも相談できるかかりつけ医として町のシンボルに

最新の検査機器と平松院長のコミュニケーションを重視したきめ細かい診療で地域医療に貢献しているクリニックひらまつ。バス停の目の前という立地と、十七台収容の駐車場を備えて交通の便も良く、気軽に受診できる環境が整っている。

六人いるスタッフも平松院長の掲げる〝自分の家族に接するように患者と接する〟という診療モットーを実践し、細やかな心配りと迅速な対応で患者にストレスを感じさせない医療を提供していく。

「今後も地域のホームドクターとして気軽に何でも相談できる医者を目指しながら、私の専門である頭痛治療に力を入れた医療を行っていきたい」

先端医療と、佐久島の僻地医療で培った基本に忠実な診察方法を大切にする平松院長は、「肩や首、

クリニックひらまつ

お腹が痛いとなれば痛みの個所を触って患者さんの反応をみます。そこで感じる感覚を大事にしています」と柔和な笑みを浮かべて話す。

休日には趣味のマラソンに没頭し、自らの心身を鍛える努力を怠らない。気さくで話しやすい反面、医療に対しては妥協を許さずストイックな一面をみせる。今後も脳外科専門医としての知識と経験を活かしつつ、地域の医療を支えて頼れるドクターとしての献身的な努力が続く。

PROFILE

平松敬人（ひらまつ・たかひと）

昭和45年4月26日生まれ。平成7年自治医科大学卒業後、名古屋第二赤十字病院で勤務。3年間の佐久島診療所勤務を経て、自治医科大学病院へ。その後2年間佐久島診療所での診療を再開し、半田市立半田病院脳神経外科に勤務。平成22年2月クリニックひらまつを独立開院。院長・医学博士。脳神経外科専門医・頭痛学会専門医。

INFORMATION

クリニックひらまつ

■ 所在地
〒478-0021
愛知県知多市岡田字越地7-15
TEL 0562（55）1101
URL　http://www.clinic-hiramatsu.com
ブログ http://blog.clinic-hiramatsu.com/

■ 診療科目
内科・脳神経外科・外科

検査内容
CT・血球計数器・心電図・呼吸機能検査器・血圧脈波検査装置

■ 診療時間
午前 9：00 ～ 12：00
午後 15：00 ～ 18：00
休診日　木曜・土曜午後、日曜・祝日

■診療目標
地域医療への貢献、脳卒中の発生予防、頭痛からの解放

医師と患者の密接なコミュニケーションで心身をトータルケア

最先端の専門医療で苦しくない糖尿病治療を

こたに糖尿病内科クリニック ―― 院長 小谷 圭

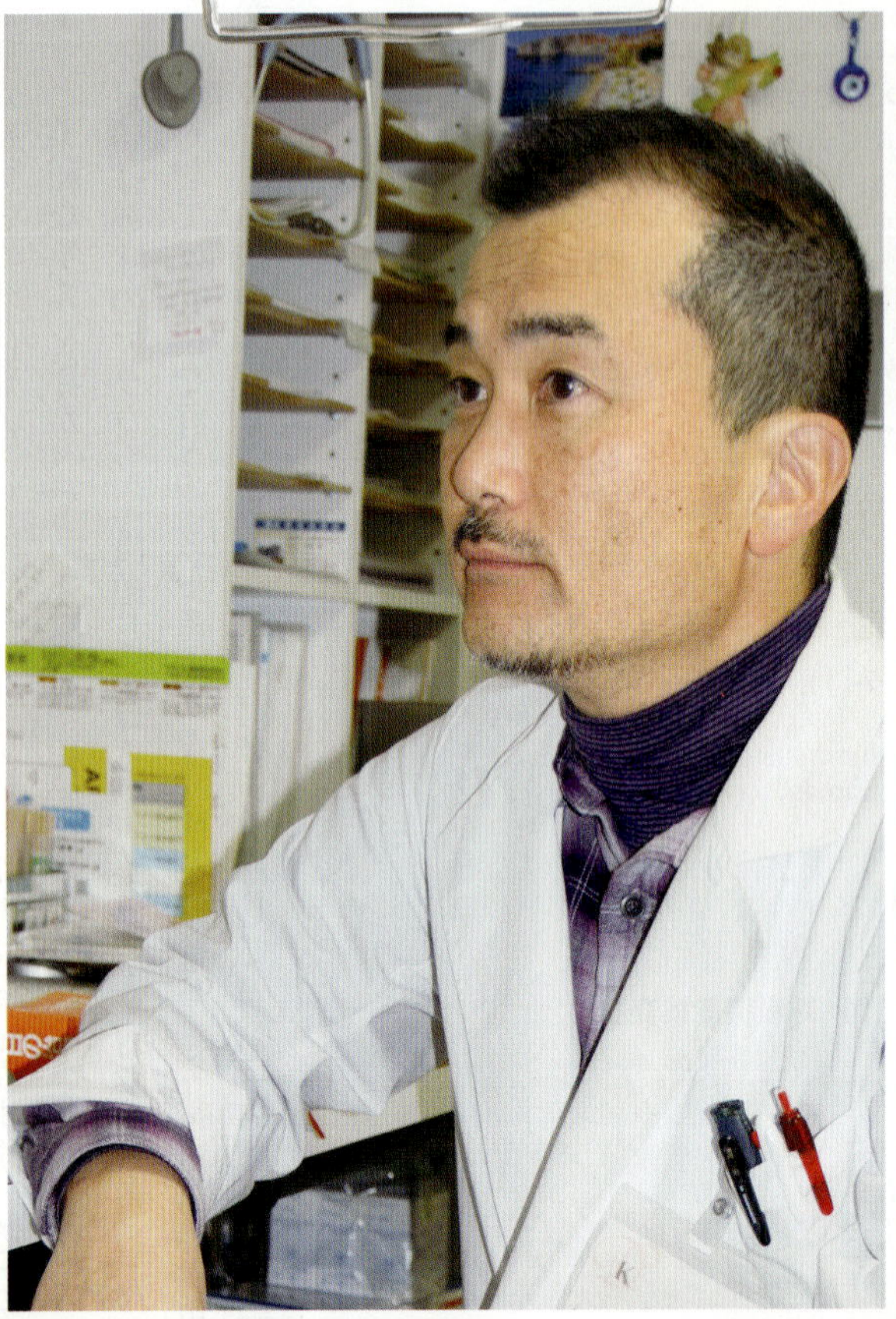

「糖尿病の治療における“正しい抜け道”、すなわち、患者さん個々に合った適切な治療を見つけることが大事です」

失明や血液透析の原因第1位だけでなく、脳梗塞や心筋梗塞や癌など、重大な合併症を引き起こす可能性のある糖尿病。厚生労働省の発表によれば、糖尿病の患者や糖尿病の疑いがある人は年々増加傾向にあるという。

糖尿病の治療というと、食事療法、運動療法、薬物療法、インスリン注射などが挙げられる。こうした治療は、専門の医師や看護師から指導を受ける必要があり、そのためには糖尿病外来のある大きな病院に行かなくてはならない。それは、患者にとって時間的にも精神的にも大きな負担となる。

そんな悩みや負担を少しでも軽減しようと、糖尿病治療に対する専門性の高い治療と、患者さんへのきめ細やかな診療を行っているクリニックが神戸市灘区にある。「こたに糖尿病内科クリニック」だ。

すべての糖尿病患者に最もふさわしい治療を提供
患者一人ひとりに合ったオーダーメイド医療を実現

糖尿病治療の基本は患者への『生活指導』だ。医師による薬物治療だけではなく、日々の生活習慣の是正が不可欠であり、きめ細やかな指導が出来る医師がいなければ糖尿病は改善しない。

しかし、これらの指導には専門の知識を持った医師や看護師などの医療スタッフ、そして患者と密接なコミュニケーションがとれる十分な時間が必要となる。こたに糖尿病内科クリニックでは小谷院長を始めとして、全ての看護師が専門の研修を受けているため、患者が安心してじっくり話を聞ける環境が整っている。

「時間が空いていれば、電話で患者さんの相談に乗ったりします。電話の内容で来院が必要かどうかも判断できますからね」と患者との距離感を近く取ることで、通院の負担を減らすことができればと小谷院長は考える。

さらに、薬物療法に関してもクリニックならではの利点がある。

「大きな病院ですと新薬を採用するまでにかなりの時間を要しますが、ここでは患者さんにとって必要な薬は即採用します。また、病院では一つ新しい薬を導入すると管理の問題で処方数の少ない薬を一つ減らさなければならず、少数派が割を食ってしまいますが、その点クリニックでは柔軟に対応ができます」

今まで病院の都合であまり自分に合わない薬を処方されていた人も、クリニックでは割を食うことがないと言える。

また、こたに糖尿病内科クリニックでは栄養士が常駐しているため、患者のライフスタイルに合わせた食事指導も可能だ。

「食事療法にしても、ただ『食べるな！』というだけでは患者さんはつらいでしょうし、自分を否定された気持ちになってしまいます」と小谷院長。

「しかも薬は飲まなければならない。糖尿病の治療は本当に大変です。きちんと治療を受け、医師や看護師の指導を受けて、それを守っている患者さんは偉いと思いますよ」

小谷院長は患者一人ひとりに真摯に向き合い、患者の目線に立って、患者の気持ちを理解する。そのうえで更に続ける。

「糖尿病の治療における〝正しい抜け道〟、すなわち、患者さん個々に合った適切な治療をみつけることが大事です。糖尿病患者でも辛い思いをすることなく、普通の人と変わらない生活を送ってほしいと思います」

国内外で豊富な糖尿病の臨床研究実績を積む病院と同様の糖尿病治療が受けられるクリニック

一般の内科にはない専門的な治療を求めて、多くの患者が「こたに糖尿病内科クリニック」を訪れる。そもそも小谷院長が糖尿病の専門医としての道を選んだのは、大学院時代に糖尿病学の権威である春日雅人教授（現国立国際医療研究センター研究所長）に師事したことがきっかけだった。

こたに糖尿病内科クリニック

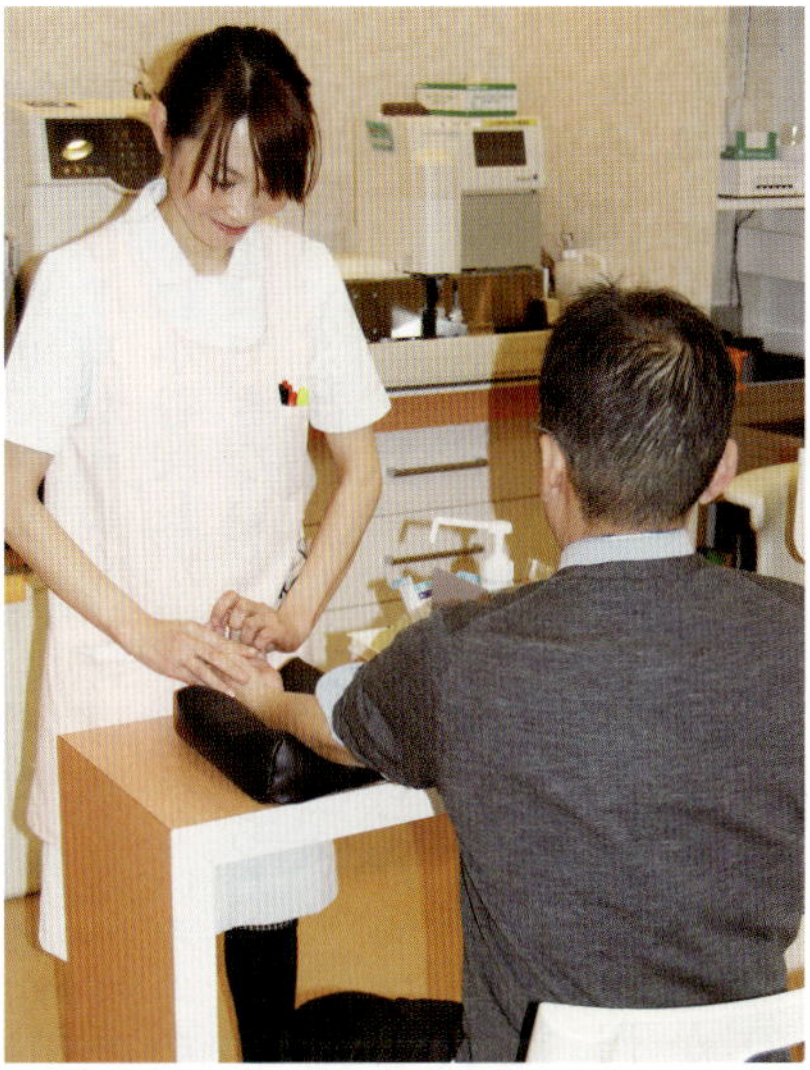

最新の検査機器を設備。血液検査の結果も数分で判定、その日のうちに治療方針を立てる

小谷院長は母校である神戸大学病院とその関連病院で勤務したのち大学院に進み、インスリンシグナル研究で博士号を取得。その後、春日教授の推薦でロンドンに三年半留学、数々の研鑽を積んだ。

帰国後は兵庫県立成人病センター（現在の兵庫県立がんセンター）を始めとした病院で、糖尿病の基礎研究と臨床研究に長く携わってきた。その間に診療した糖尿病患者の数は数千人にも上る。

勤務医として糖尿病治療に専念していた小谷院長は、学生時代を過ごした神戸市灘区の六甲の地で兵庫県下初めての糖尿病専門のクリニック、こたに糖尿病内科クリニックを開院した。二〇〇九年のことである。

「病院では外来診療に割ける時間には限界があります。そのため外来の待ち時間は長くなりがちで、患者さんにとってアクセスがいいとはいえないのが現状です。そこで、糖尿病で困っている人が、気軽に病院と同じ治療が受けることができれば、という思いで糖尿病専門クリニックの開院に踏み切りました」

現在、小谷院長は周辺の眼科・皮フ科・整形外科・循環器内科クリニックなどと連携しつつ、糖尿病で悩む患者を広く受け入れている。

糖尿病は『治す』のではなく『コントロール』する
豊富な臨床経験で実現したインスリン離脱療法

糖尿病に関する素朴な疑問がある。糖尿病とは治らない病気なのだろうか？

「糖尿病と一度診断されても、翌年にはそうではなかったという人が1％ですが存在します。しかし

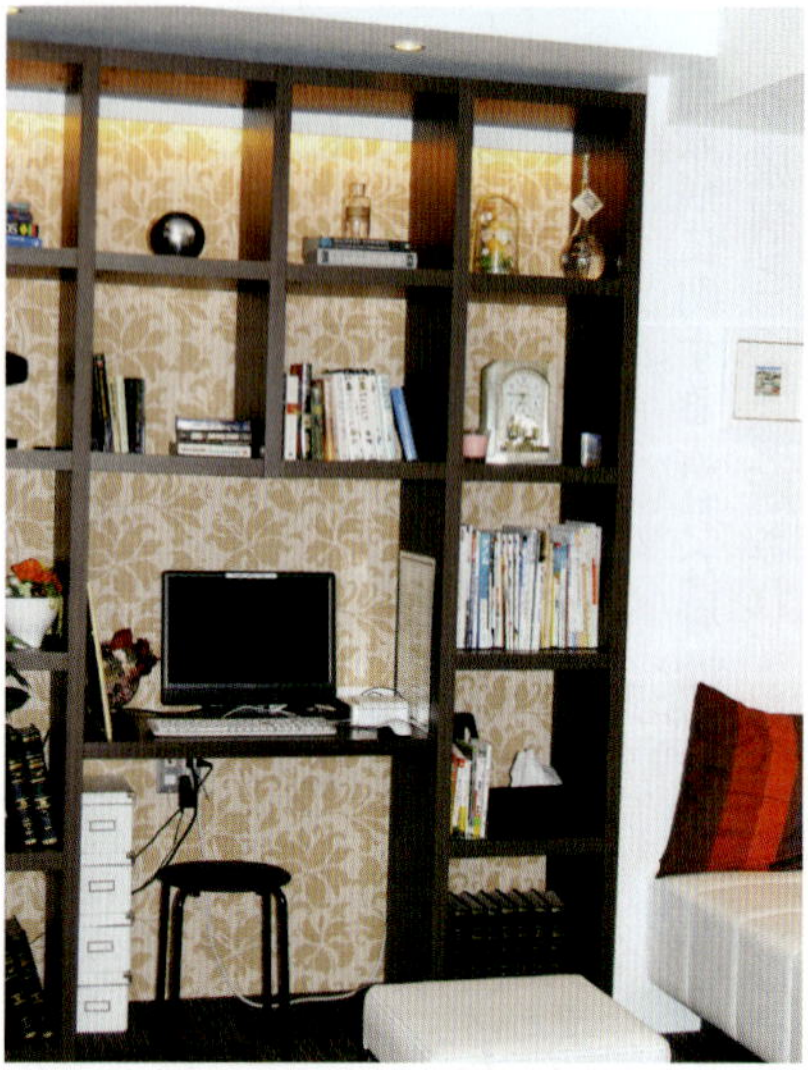

ホスピタリティの高いユニバーサルデザインの内装。最新の検査、治療設備で最良の診療環境を整えている。

残り99%の人にとって糖尿病とは治らない病気なのです。しかし、糖尿病は治す必要はありません。きちんとコントロールすれば何も恐れることがない病気です」

糖尿病はコントロールが悪くなればなるほど、より強い薬やインスリン注射が必要となる。しかしコントロールが良くなった時にどうすればよいかが意外に考えられていない、と小谷院長は指摘する。

「血糖値は高過ぎても低過ぎても健康を損なう原因になります。ですから、症状が悪くなったら強い薬、良くなったら弱い薬というように、血糖値にあわせて治療内容を変えることが大変重要です」

コントロールがうまくいけば薬を減らす。そして薬をやめることも不可能ではないと小谷院長は力説する。とくに小谷院長が力を入れているのがインスリン離脱である。一度インスリンを使うと、それを止めることはできないと思われがちだが、そうではないというのが小谷院長の持論だ。

そのため、小谷院長のもとには「インスリンをやめられますか」という問い合わせが多く寄せられる。この場合、病状をじっくり観察して可能な限り患者の希望に応えるようにしている。

「勿論一〇〇%可能とは言いませんが、色んなテクニックがあるのです。患者さんと一緒に可能性を探っていくことは、楽しい作業だといえます」

血糖値のコントロールは長年の経験と専門的な技術が必要だ。大学病院を始めとする豊富な病院勤務で、何千人もの患者を診てきた小谷院長だからこそ、患者一人ひとりの生活パターンに合わせた最適なコントロール手法を見つけることができるのだ。

血糖値が高くなると癌になる可能性が高くなる大切なのは糖尿病による合併症を未然に防ぐこと

一口に糖尿病と言っても、自覚症状のほとんどない比較的軽度なものから生死に関わる重篤なものまで、その症状は非常に幅広い。検査の結果、糖尿病予備軍と判断された場合は、糖尿病発症予防のためのアドバイスをするに留まる。

しかし、糖尿病と診断された場合には、血糖値がこれ以上高くならないように治療するだけではなく、合併症を防ぐことが重要になってくる。

「血糖値が高いと癌になりやすいというデータがあります。糖尿病患者の死亡原因の第二位が実は癌なんです。血糖値のコントロールが悪くなってくると大腸癌や膵臓癌、肝臓癌になるリスクが高くなると考えられています」

小谷院長によれば、他のクリニックからコントロールがうまくいかないからという理由で紹介された方が、検査の結果、既に膵臓癌だったこともあるという。

それだけに小谷院長は、糖尿病患者が合併症にならないよう、また悪性腫瘍が出ないように、血糖値だけではなく血圧・脂質にも気を配りながら治療を進めている。

「完全に癌を予防することは難しいですが、早期発見に努めることが大切です」と小谷院長は病状に合わせて、トータルな視点で治療していくことの重要性を訴えてやまない。

平成十九年の厚生労働省の調査によれば、「糖尿病が強く疑われる人」が八百九十万人、そのうちほとんど治療を受けたことがない人が約四割もいるという。

「糖尿病の治療はとにかく時間がかかります。とくに仕事をもっている人にとっては切実な問題でしょう。しかし、そんな人にこそ本当は治療に来ていただきたいのです。取り返しがつかないほど重症化することが多いですから」

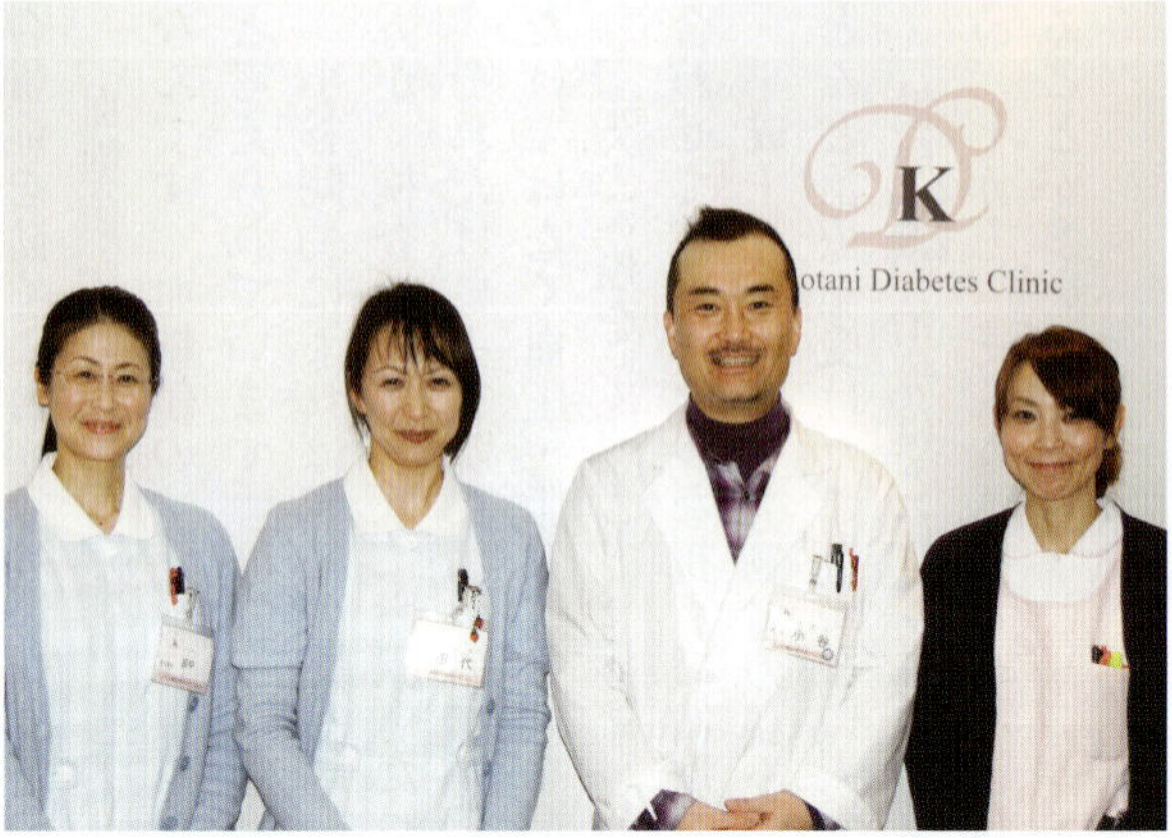

患者同士が情報交換できる患者会を作っている。治療の過程で孤独になりがちな心のケアにも積極的に取り組んでいる

働いている人が気軽に来ることができるクリニック
最新の検査・治療設備と最高の診療環境が大きな特徴

働いている人の中には「入院しなさい！」と言われるのが嫌で病院に行くことをためらっている人も多い。しかし、一般内科クリニックでは血液検査は外部の検査機関に委託するため、結果がでるまでに数日かかることが多いのは事実だ。

その点、こたに糖尿病内科クリニックでは、総合病院と同じ検査機器を置いているため、検査結果も数分で分かるなど、利便性が高い。よって、その日のうちに治療方針を立てることが出来るので、看護師や栄養士から十分な生活指導を受けられる。検査のための入院もしなくて済むことになる。

「ここでは眼底をチェックするための眼底カメラも備えています。わざわざ眼科にまで行く患者さんは少ないのが現状ですが、ここで異常が見つかれば患者さんは納得して眼科に行ってくれます」

小谷院長は、働く人の立場を考えた専門のクリニックならではの充実した設備と検査システムを説明する。さらに患者さんに親しまれるクリニックとしての工夫も凝らされている。

ホスピタリティの高いユニバーサルデザインの内装がそれで、最新の検査、治療設備と患者が安心して、親しみやすい最良の診療環境が整っているのが、こたに糖尿病内科クリニックの大きな特徴であり魅力なのだ。

小谷院長は今後「糖尿病になったらどうしよう」と悩んでいる人のために、もっと糖尿病の啓蒙活動

こたに糖尿病内科クリニック

に取り組んでいきたいと意欲をみなぎらせる。

「勤務医時代から糖尿病をテーマにした講演会、セミナー等を開催していましたが、糖尿病についてちょっと話を聞きたいと思っている方がもっと気軽に来られる場を提供できればと思っています」

また、糖尿病治療の過程で孤独になりがちな患者の心のケアにも積極的に取り組んでいる。「患者さん同士で情報交換できる場として、患者会を作っています。患者さんを気持ちの面からもサポートできれば」

力強く語る小谷院長の言葉には、一人ひとりの患者に対する思いやりと優しさがにじむ。糖尿病は決して恐ろしい病気ではない、そう確信できる医療がここにはある。

PROFILE

小谷　圭（こたに・けい）

1986年神戸大学医学部卒業後、同大学付属病院第2内科入局。財団法人甲南病院内科、愛仁会高槻病院内科にて勤務。1994年神戸大学大学院修了。医学博士。同年、神戸大学付属病院第2内科の非常勤講師として勤務。1995年から1997年の間、研究のためロンドンに留学。ロンドン大学ミドルセックス病院ルードイッヒ研究所、ロンドン帝国大学ハマースミス病院にて研鑽を積む。帰国後、兵庫県立成人病センター内科医長、兵庫県立成人病臨床研究所第2部長を兼任。

神戸労災病院糖尿病内科部長兼検査科部長を歴任。2009年こたに糖尿病内科クリニックを開院。医学博士。日本内科学会認定医指導医・日本糖尿病学会専門医学術評議委員・日本抗加齢学会専門医・日本医師会認定産業医・日本糖尿病協会療養指導医・英国糖尿病学会会員・ケンブリッジ英検 First Certificate・全日本スキー連盟1級

INFORMATION

こたに糖尿病内科クリニック

■ **所在地**
〒657-0028　兵庫県神戸市灘区
森後町3丁目5－41
FTKビル2階B
TEL.　078（857）5020
（予約制・当日予約も可能）

■ **診療科目**
内科……内科のプライマリケア(風邪・癌の早期発見など)
糖尿病内科……1型、2型を含む全ての糖尿病、合併症の治療・インスリンの外来導入・セカンドオピニオン・予防治療・栄養士による栄養指導・糖尿病療養士による療養指導
内分泌内科……甲状腺(バセドウ病など)・副腎(クッシング病など)の内分泌疾患の治療
抗加齢内科……男性、女性更年期症状の治療・最新の抗加齢医学の提供(遺伝子検査など)

■ **診療時間**
火曜日～金曜日　9:00～13:00　15:30～18:00
土曜日　9:00～13:00
日曜日・月曜日・祝日は休診

信頼の主治医 Interview

Doctor who can rely on

人生に輝きと生きがいを創り出す先進の医療
インプラントでいつまでも若く美しく！

医療法人　翔聖会　翔デンタルクリニック

――理事長・院長　河原　康二

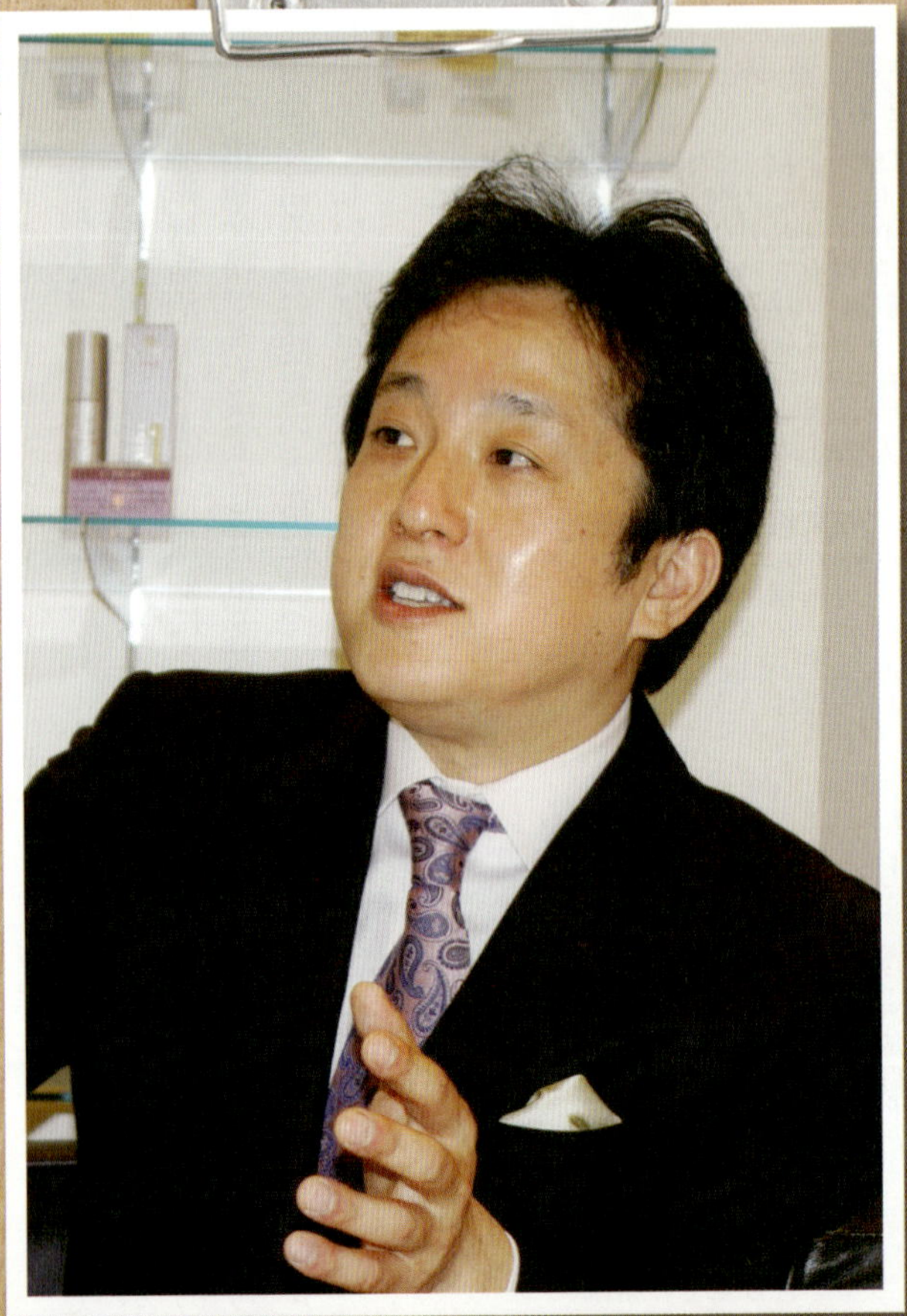

「感動と喜びを与え、生きがいを創り出せる、そんな歯科医療に挑んでいます」

奈良県生駒市にある医療法人翔デンタルクリニックは、〝デンタルクリニック〟という歯科医療の範疇に収まりきらない、『生きがい創出の医療』という表現がピッタリの先進的な医療を展開している。これからの歯科医療の在り方を考えるうえで、今最も注目されている歯科医院だ。院長の河原康二さんはこう語る。

「私自身が歯を美しくすることで、とても前向きな生き方ができるようになった、そんな経験を持っています。人に喜びと感動を与える、そんなことが歯科医療にもできるんだ、と大変驚いたのです」

河原院長は、この生きがいづくりの歯科医療の考え方を、数多く開催するセミナーなどを通して、たくさんの人々に訴えかける。そして、この考えに共鳴し来院するリピーターがどんどん増えている。

河原院長が打ち出す生きがいづくりの歯科医療とは一体どのようなものだろうか。

痛みを取り除くだけの歯科医療からの脱却を志向 ホワイトニングに出会って一筋の光明を見出す

歯が痛いから診てもらうという診療態度、虫歯、悪い歯の痛みを取り除くだけの歯科診療、そういうものからの脱却を河原院長はずっと考えていた。

「私は二十四歳で歯科医師になりましたが、当時は次から次へ多くの歯を削って治療していました。患者さんからはあまり感謝されたことがありませんでした。歯科医師が『痛い歯を治す』のは当たり前という意識です」

河原院長は、こうした当たり前の歯科医療に限界を感じていた。人に喜びを与え、もっと幸せな気分になってもらう、そんな医療を探し求めていたのだ。

それは、河原院長自身の経験に由来があった。三歳の時である。河原院長は肺炎を患い、高熱を発して生死の境をさまよう状態が続いた。多量の抗生物質の投与を受け、幸に一命は取り留めたが、薬の影響で歯が黒くなってしまった。

幼い頃は何とも思わなかった歯の色だが、思春期になって、好きな女性から「河原君の歯って、黒いネ！」と指摘された。なにげない一言だったが強い衝撃を受けた。

それからは自分の歯を忌み嫌うようになり、胸のなかにポッカリと大きな穴が開いたような脱力感を覚えるようになった。「この歯をなんとかしたい」、そんな思いもあって大阪歯科大学に入学した。さらに大学院に進み勉強、研鑽を重ね、卒業後は奈良県下のデンタルクリニックの院長を任された。

「いろいろ勉強をして、治療症例を増やして行くと、治療のためとは言えあまり歯は削らないほうがいいということが解ってきました。私の歯も黒いままで仕方がない、と諦めていたのです」

三十歳になり歯科医師としての経験も充分に積んでいた頃だった。休養も兼ねてハワイに赴く機会があった。そこで、ホワイトニングを専門とし、それだけで経営している歯科クリニックに出会った。河原院長は当時最新の技術を使ったホワイトニングの施術を受けてみることを決意した。

「まったく白くなったという訳ではないのですが、歯が美しくなったことで私のなかでわだかまっていたものが取り除かれました。充実感が湧き、生きることにすごく前向きになり、とても積極的になったのです」

歯が変わることで、人はこんなにも人生が明るく楽しく感じるのだ、という事を痛感する。そしてなにより、ホワイトニングに特化し、それだけで経営を成り立たせている歯科医の存在に驚いた。それまで、悪い歯を削ったり抜いたり、痛みを取り除くだけの歯科治療に限界を覚え、悶々としていた日々をおくっていた河原院長にとって、まさに一筋の光明を見いだした思いだった。

人生に充実感と生きがいを生み出すインプラント治療
インプラントの最高権威、伊藤正夫氏に師事して研鑽を積む

「男の私でさえこうなのだから、女性の場合はなおさらだろう。女性の歯を美しくして、いつまでも若く元気でいていただく。幸福を感じ、健康で前向きな人生を過ごしていただく。そのことに徹底して、充実感と生きがいを作り出せる美容歯科医療というものがあってもいいではないか、それに挑んでみよう、そう思ったのです」

医療法人 翔聖会 翔デンタルクリニック

インプラント治療をからめて女性の美を追求する翔デンタルクリニック。その大きな特長のひとつが、河原院長の豊富なインプラント植立（施術）実績だ。

受付カウンターの前に清潔感溢れる白いソファが置かれている。横のサイドボードにゴールドとプラチナの楯が並ぶ。世界最高峰のスウェーデン、アストラティック社が優秀なインプラント医の優れた実績に贈る楯だ。

ゴールドは年間二百本、プラチナは年間三百本を超える河原院長の植立実績に対して贈られた。

「ほんの五年前までは私もインプラントに懐疑的な普通の歯科医でした。大学院では病理学を専攻し、免疫学も勉強していましたから、異物を体が受け入れるはずがないと信じていました」

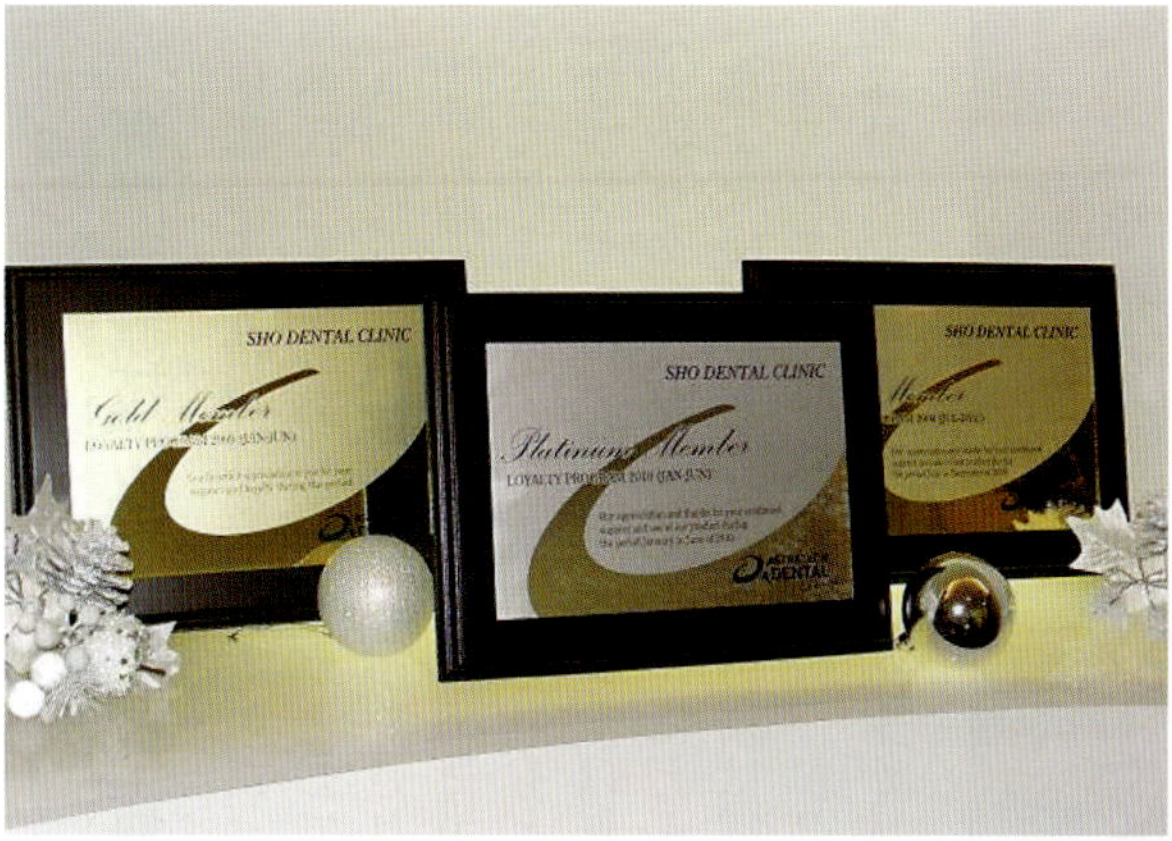

世界最高峰のスウェーデン・アストラティック社が認定した優秀な実績のインプラント医師に贈られるプラチナとゴールドの楯

こう語る河原院長だったが、日本のインプラントの最高権威である伊藤正夫氏との劇的な出会いによってその考えは大きく変わる。

「北京大学で行われた『最先端の歯科医療』をテーマにした講演会でした。講演会後の食事会でたまたま伊藤先生の隣に座らせていただいたのです」と当時を振り返る。

その頃、河原院長は独自のコンセプトを明確に打ち出して美容歯科医療に取り組もうと考えていたところだった。

「美容的側面からもインプラントは非常に有効なので伊藤先生に尋ねたのです。いま、思い返せば大変失礼な話なのですが、『インプラントってそんなにいいですか?』って聞いたのです」

それに対し、伊藤氏はさりげなく「うん、いいよ」とだけ答えたという。その一言に、実績に裏打ちされた並ならぬ自信を感じ取った河原院長はインプラントを学ぶなら日本の最高権威の伊藤先生に、と心を決めたのだった。

インプラント・コーディネーターという存在

高度医療技術による完全無痛治療

伊藤先生の指導は厳しいものだった。徹底したマンツーマン方式で、症例数が百症例を超えるまでは伊藤氏の手術にあくまでサブとしてアシストし、立ち会うのみであったという。ようやく百例を超えたとき初めて一人立ちの手術が許された。

「この時の経験が私の大きな自信となっています。師である伊藤先生の側で、本当に難しい症例もたくさん見ました。そのことで私もどんな難しい症状にも対処できる技術を研くことができました」

骨がやせていてインプラントは無理だと言われたケース、糖尿病などの慢性疾患を患って手術が不安だというケースなども含め、ほとんどのケースに対応してきという。

様々な症例に対応するためには、じっくりと時間をかけたカウンセリングが必要になる。

翔デンタルクリニックでは、NPO法人歯科学研究所の資格を持つインプラントコーディネーターが初診時にたっぷりと1時間以上かけてカウンセリングを行なっている。

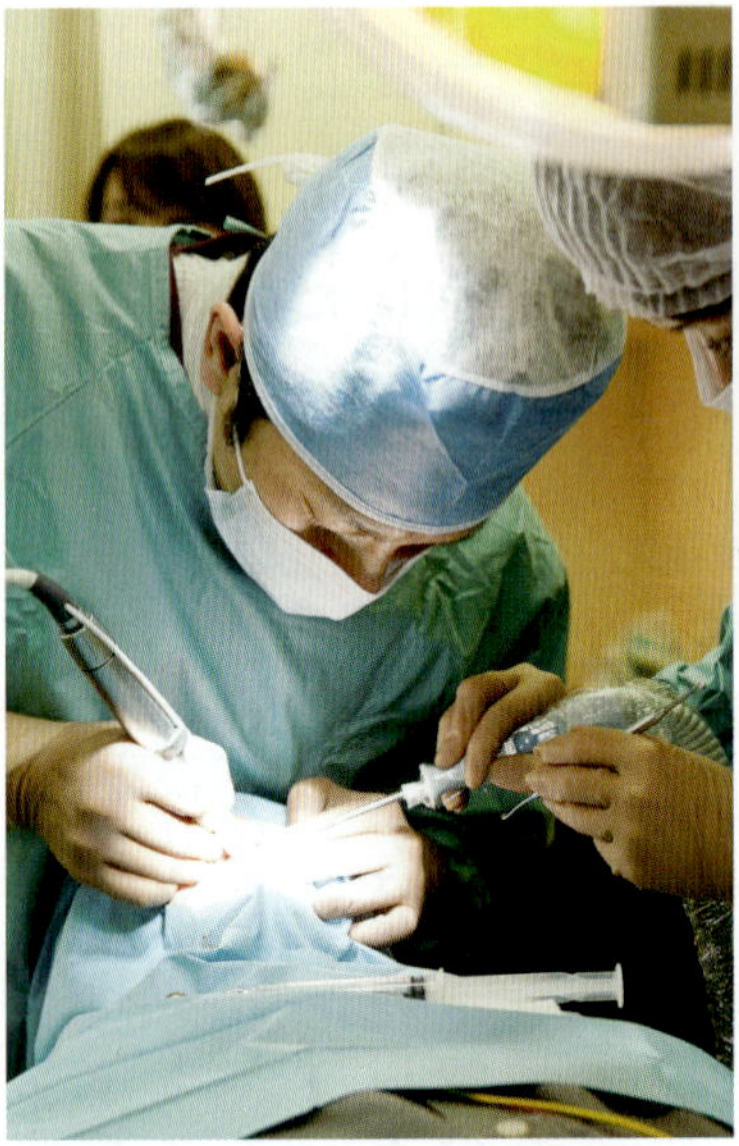

高い品質のものを使い、水準の高いインプラント治療は他の追随を許さない

インプラントの知識を充分に持ったコーディネーターを医師と患者の間に中立的な立場で入れることで、より深い信頼関係が築くことができるのだ。

術前の説明から、術後の管理まで、患者の立場にたって不安に思っていることや費用、治療計画などを納得行くまで説明し、アドバイスする。だから、真のインフォームドコンセントが達成できるのだという。

「コーディネーターによる初診時のカウンセリングはすべて無料です。手術プランを立てるのに骨の状態を確認するためレントゲン撮影が必要になるのですが、これも無料にしています。治療を決断していない状態、まだ治療に入っていない段階では料金は頂きません。ホスピタリティーの追究には一切妥協しません」

河原院長のこの精神は、世界最高峰と言われるスウェーデンのアストラテティック社のインプラントを選択していることにも表れている。価格は安くはないが、人の身体の中に入れるものだから、最高品質のものでなければならないと考えている。だからこそ、翔デンタルクリニックでは、世界中の口腔外科医、歯周病専門医の間で高い信頼を集めているアストラテティック社のインプラントシステムを採用しているのだ。

本格的なメディカルエステを併設 しっかり噛めて美しい歯で口元美を追求

「高い品質の材料を使って最高の治療を行なう。歯科医として他の追随を許さない自信があります」胸を張る河原院長だ。

インプラント手術について多くの人々が抱く不安のひとつに「痛み」がある。だが、それに対して河原院長はほぼ一〇〇%完全無痛であることを保証する。

「『静脈内鎮静法』を使用します。全身麻酔の直前のような感じで、術中、術後の不快感がありません。日本ではあまり知られていないのですが、痛みに敏感なアメリカでは多く使用しています」

河原院長自身が近畿大学医学部附属奈良病院麻酔科で教員をしていたこともあり、この高度な麻酔技術を使いこなしている。うつら、うつらとした心地よい眠りのなかにいるうちに手術が終了する。

さらに翔デンタルクリニックの大きな特長に挙げられるのが、〝翔ビューティラボ〟という名の本格的なメディカルエステを併設していることだ。

「私が提唱してきたコンセプトがようやく浸透してきました。『歯が痛いから』といって来られる患者さんはほとんどいません」

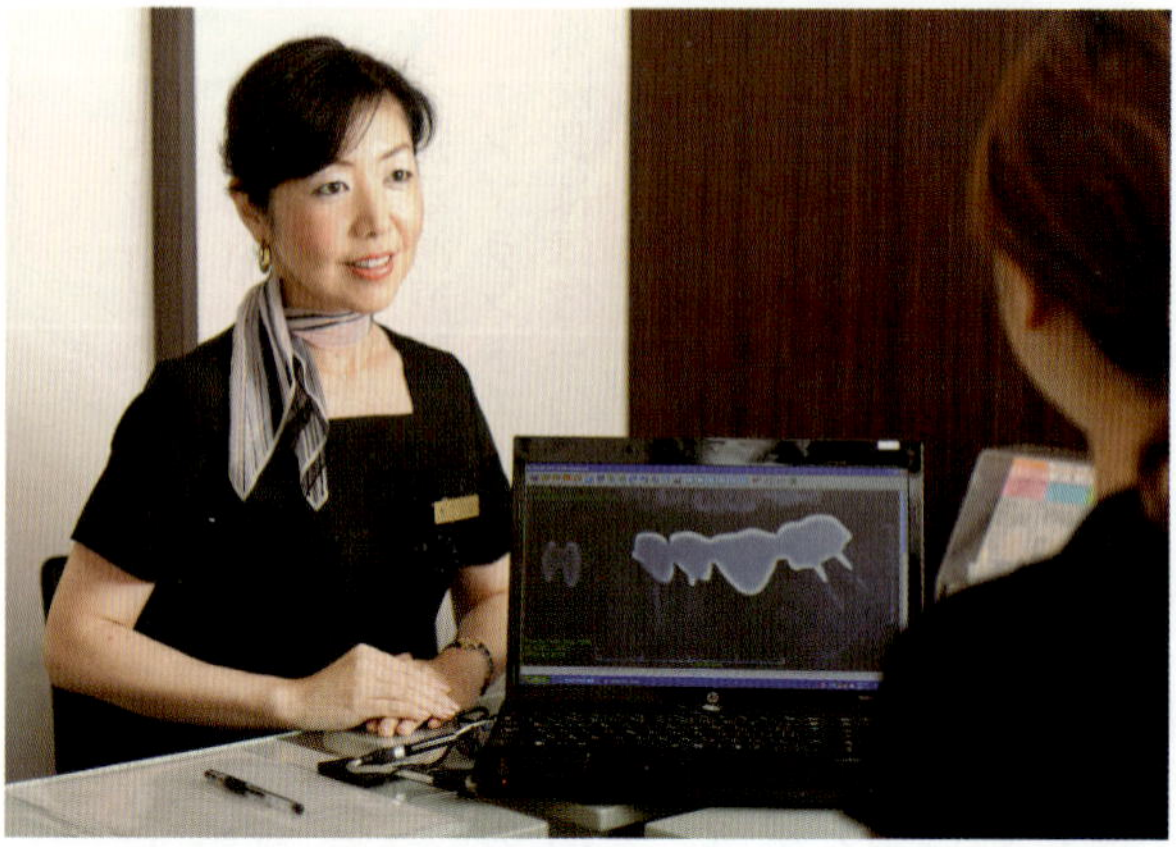

ＮＰＯ法人歯科学研究所の資格を持ったインプラント・コーディネーターが時間をかけたカウンセリングを

それでは、どんな理由で来院するのだろうか。それは、以前入れた入れ歯が合わない、噛み合わせの調子が悪い、前に入れたインプラントの見栄えが悪いため、口元が美しく見えない、もっと美しくしたいなどだ。つまりは美を追い求める欲求なのだ。

「入れ歯からインプラントに変えて、口角を上げて美しくなった。おいしく食事ができるようになって若々しくなった。生きる喜びを実感することが断然多くなった―といった喜びの声を頂戴するようになりました」

身体の中から美しくする翔ビューティラボのシステム
新しい歯科医療の形を求めて、美・食・健康をプロデュース

さらに徹底して、こうした患者の要望に十二分に応えて行こうというのが、〝翔ビューティラボ〟の存在だ。

ここでは「光老化の予防」サンケアの先進国である南アフリカ共和国の形成外科医Ｄｒ．フェルナンデスが開発した〝エンビロン・スキンケアシステム〟を導入している。

南アフリカ共和国は地球の南半球に位置し、非常に紫外線の強い国であり、その対策に真剣に取り組んでいる。開発のきっかけも皮膚ガンの予防から始まっている。

この〝エンビロンメディカルメニュー〟はビタミンＡやビタミンＣ、ビタミンＢ５、ビタミンＥ、βカロチンといった抗酸化物質を〝イオン導入〟、〝超音波導入〟などの手法で皮膚の内部深くまで浸透させ、身体の中からも美しくしていこうというシステムだ。

「私がこのクリニックで完成させようとしているのは口元から出発する〝美の追求〟です。そうする

と自ずとこうした本格的なメディカルエステが必要となります」

河原院長は自らのクリニックで何を目指し、どう取り組んでいるのか。様々な機会を捉え、セミナーを開催しては、このことを訴えている。

そこには、「誤解だらけのインプラント治療」、「インプラントは実は美容医療だった」などのテーマが並ぶ。

セミナータイトルは『あなたの人生を変えるインプラント治療とは?』、である。

女性はいつまでも若々しく美しく、高齢の方には美味しいものを美味しく食べてられる状態と元気を提供する。そして、いろいろな機会に生きる喜びを感じてもらいたい。

これこそが、河原院長の追い求める〝生きがいを創りだす医療〟、新しい歯科医療の形なのだろう。

PROFILE

河原康二（かわはら・こうじ）

ＮＰＯ法人 歯科学研究所インプラント部会認定医。岡山県出身。平成６年大阪歯科大学卒業、平成10年大阪歯科大学大学院博士課程歯学研究科病理学修了。同年サンデンタルクリニック院長就任。平成13年大阪歯科大学非常勤講師（口腔病理学）。平成17年医療法人翔聖会理事長。平成18年近畿大学医学部附属奈良病院麻酔科教員。平成19年翔デンタルクリニック開業。
大阪歯科学会。

INFORMATION

医療法人 翔聖会 翔デンタルクリニック

■ 所在地
〒630 − 0251
奈良県生駒市谷田町850 − 4　谷田ビル２Ｆ
TEL　0743（75）8448
URL　http://www.461ha.com

■ 診療内容
美容歯科治療
翔インプラントセンター
ホワイトニング変色歯外来
歯科矯正

■ 診療時間
月〜金　10：00 − 18：00
土　10：00 − 17：00
休診　日曜日、祝日

■ 翔デンタルクリニックのコンセプト
1. 医療はサービス産業。ゲスト満足度アップに努める。
2. 五感（視覚・聴覚・触覚・味覚・嗅覚）に心地よいクリニック。
3. 治療の枠を超えて、口元美を追求。
4. インプラント手術時の無痛治療。
5. 待たせないクリニック。
6. 分かりやすい料金体系と治療期間の提示。
7. ゲストの意見・要望に迅速に対応できる組織。
8. 快適なアメニティ・リラクゼーション空間を創る。
9. 医療ネットワークの魅力（近畿大学附属病院歯科と連携）
10. 地域密着型の歯科知識の啓蒙とボランティア活動。

身体に優しいがん治療を提供
がんと闘う患者をサポート

心斎橋スリーアロークリニック―― 院長 田中 陽一郎

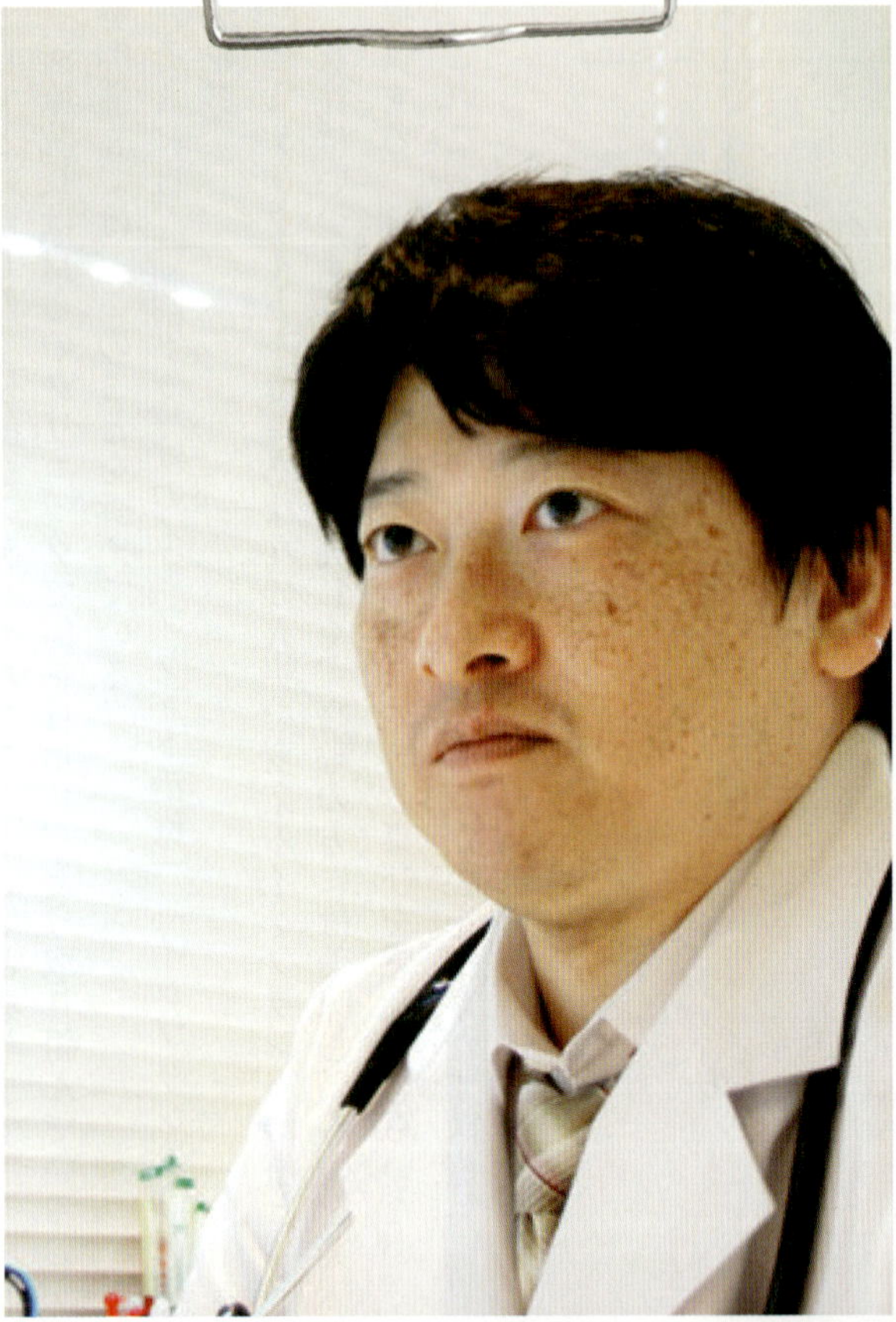

「自らの免疫力を主戦力として更に相乗効果を加える事で、副作用少なくがんと闘えるようになってきました。このクリニックはその実践の場です」

日本人の死亡原因トップであるがん。

高齢化社会に伴ってその数は増し年間30万人以上が亡くなっている。

がん治療の主流である手術や抗がん剤は日々進歩しているものの、再発や薬の副作用に対する不安は未だ拭えず患者にとっての負担は心身共に重い。また、画一的な保険診療は必ずしも個々の多様性を尊重したものではなく、がん治療に関しては既存の医療システムの限界も垣間見える。

このような潮流の中、心斎橋スリーアロークリニックの誕生は時代の必然とも言えるだろう。

大阪の中心地、南船場の比較的静かなオフィス街にそのクリニックはある。先進的な温熱治療と最新の免疫治療を駆使し、元気に普通の生活をしながらの闘病を可能にしている。田中陽一郎院長は言う。

「免疫力を上げ自分の力で再発を防ぎ、がんを完治させたいと誰もが願います。万が一治らなくとも生活の質を落とさず最善を尽くしたいと皆思っています。ただ、長らく医療はこのような期待に応えられずにいました。しかしバイオ技術が発達し、自らの免疫力を主戦力として更に相乗効果を加える事で、副作用少なくがんと闘えるようになってきました。このクリニックはその実践の場です」

理想のがん治療を求めて 医学の前に人と理念が大切

「取材して戴くのは光栄な事ではありますが私は名医ではないですし、目指してもおりません」

まずそう言い切り、更に言葉を続けた。「ただ、熱心な良医でありたいとは常に思っています」

では名医と良医は何が違うのだろうか。医師は皆、名医を目指すものではないのか。

その考え方を聞いてみた。

「これは私が今でも心から尊敬している先輩医師の精神に倣っています。家庭医療の発展に多大な貢献をされ、患者さんはもとより全国の医師が慕う有難い良医でした。残念ながら齢五十に届かずして亡くなられましたが、私が薫陶を受けた当時は確か自ら研修医15年目と仰っていたと思うのです。名医、名手、名工と、既に何かを成し遂げた人達がこう呼ばれます。それは立派で素晴らしい事ですが私が携わるこの分野では、医療の中でも常に良医が必要とされていると思います。研修医15年目という表現には何か良医に必要な根本精神が込められているような気がしています。私も来年、研修医15年目になります。むしろ誇りを持ってそうありたいと思っています」

多くの人々が名医や良医に診てもらいたいと願っているに違いない。しかし、人生の重要な時期にどれ程の人がうまく巡り合えている事だろう。

「世界的に見ると、日本ほど等しく公平に高品質な医療を提供してきた国は稀です。しかし、その事はあまり知られていません。日本は今まで優れた保険医療制度があり、現場の医療スタッフが献身的に志高く働いていたからこそ何とか実現できていたのだと思います。残念な事に、近頃は人も制度もかなり疲労していますので、皆が満足できる医療環境を再構築するには、先人達が築いた良い部分を引き継ぎつつ変化発展させる必要があります。ただ特にがん治療においては、多彩な個性を持つ難病であるがゆえに、言い古された言葉ではありますが病気を診るのではなく人をみるのだ、という原理原則の理念がより一層大切だと思います」

全てのがん治療の根幹は免疫力
最先端の免疫治療を駆使

川崎医科大学を卒業後、神戸大学医学部附属病院老年内科、高砂市民病院内科に勤務。臨床に携わりつつ神戸大学医学部大学院博士課程を修了。周産期医療で有名なパルモア病院小児科でも研修を行い精力的に幅広い臨床経験を積んできた。その過程で生命の強さと脆さの両面を実感。同時に現代医療の功罪もつぶさに学んだ。当時がん治療は、手術で完治しなかった場合、毒ともなり得る大量の抗がん剤に期待するか、あるいはサジを投げてただ痛み止めのみに頼るしか術がなかった。今も保険診療内ではあまり変わっていないかもしれない。

だが、この不毛地帯で個々の体質に合わせた本格的なオーダーメイド医療がついに萌芽し始めている。自己の免疫細胞を利用した治療はその最右翼である。

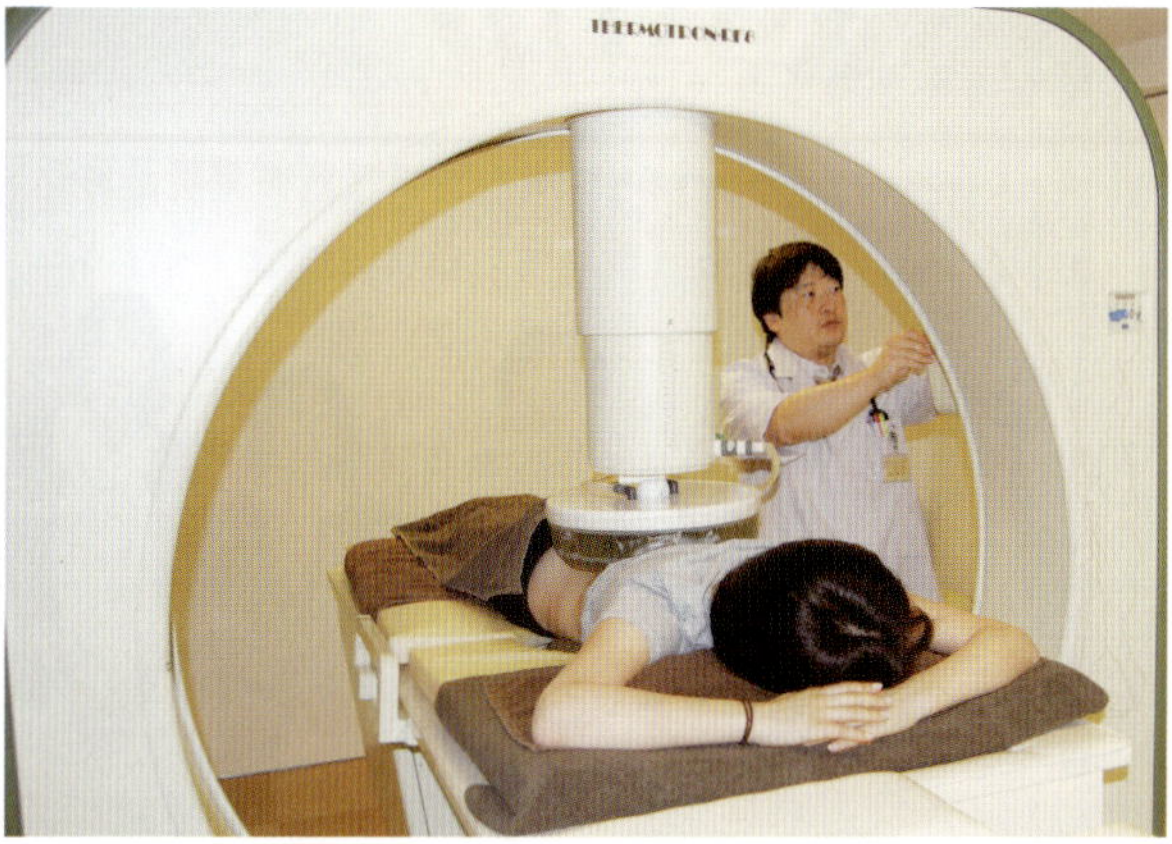

初回は必ず院長自らサーモトロンの操作セッティングを行う

「心斎橋スリーアロークリニックの免疫治療は最先端のものです。樹状細胞、NK細胞、αβT細胞、γδT細胞、CTLという主要な免疫細胞を全て使用します。体内では多種類の免疫細胞がお互いに協力し合って強く長い効果を維持していますから、治療もこれら全てを使用した方が良いのです。

まず、樹状細胞は世界的に認められた優れたペプチドで刺激して強い免疫細胞に仕上げて使用します。また、NK細胞も複数の特許技術により現時点で国内最高レベルの培養が施されています。NK細胞は免疫細胞の中でも、がんの幹細胞を強力に殺傷する力があり、γδT細胞など他の免疫細胞がそれを下支えしています。実は、がん細胞の親玉とも言える幹細胞に抗がん剤は効きません。これが再発の原因なのです。よって、がんの再発を予防し完治させるために免疫治療を行う事は最も理にかなっています。

しかしある程度進行している場合、現状の免疫治療のみで

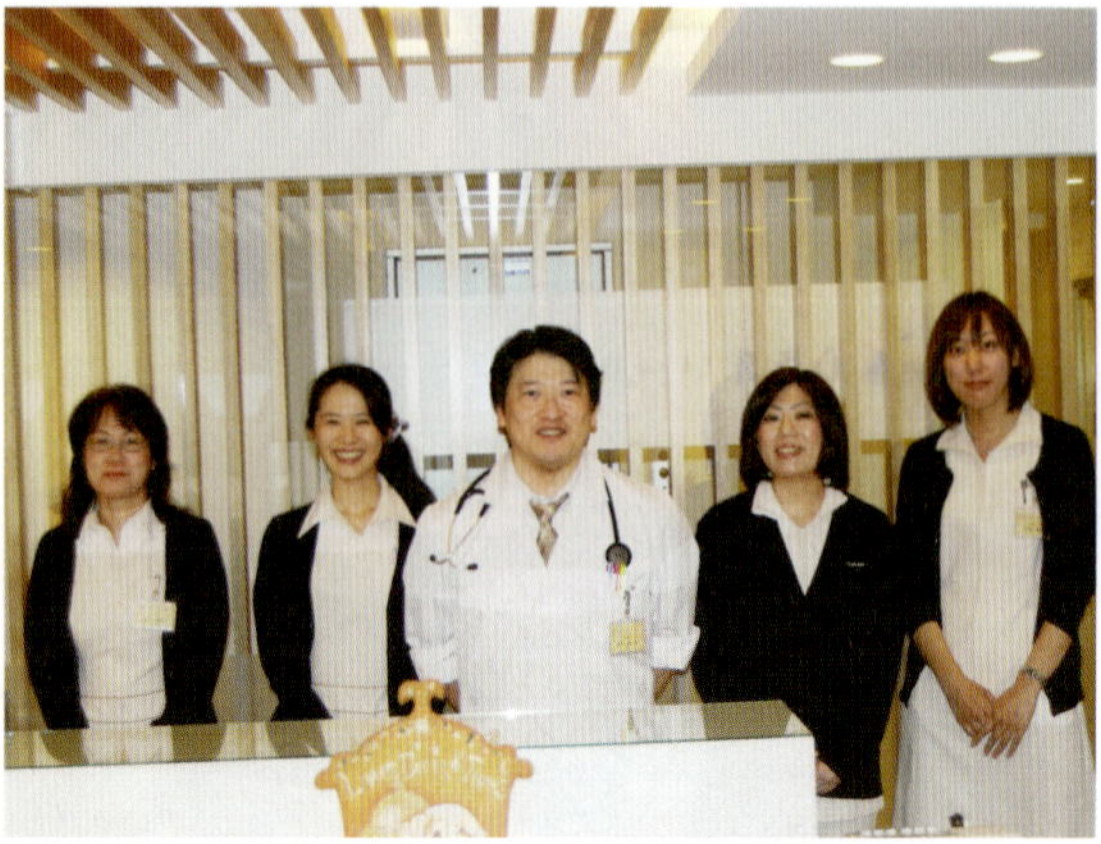
心身ともに力強くサポートし続ける心斎橋スリーアロークリニックのスタッフ

がんを退治するのは効率的ではありません。ハイパーサーミアや抗がん剤など複数の治療を丁寧に重ねて、その相乗効果によって初めてがんの制圧が可能になります。このような治療手法を総称してスリーアロー療法と呼んでいます。効果は落とさず、通常なら見られるはずのつらい副作用を大幅に軽減できる事が大きな特徴です。個人差を考慮し時間を掛けて、その人に応じた最良の結果を出す事がクリニックの目的です」

副作用の少ない治療を重ねて大きな効果
ハイパーサーミアが全てを底上げする

「スリーアロー療法の鍵は、サーモトロンと呼ばれる先進的な機器を用いた温熱治療を加える事です。がんは熱に弱く、免疫細胞は熱に強いという特徴を持っています。これを利用すると治療効果が飛躍的に高まります」

サーモトロンは日本で開発され、世界に輸出されている優れた温熱治療器である。身体の深部まで温めてがんを治療する、いわゆるハイパーサーミアが可能な医療機器として唯一国から認可されている。まるでＣＴかＭＲＩのように大掛かりな装置だ。

「サーモトロンは、言わば併用したその他の治療効果を増幅する機械です。よって、適切に免疫治療や抗がん剤治療を併用してこそ本来の真価が発揮されます。ハイパーサーミアと免疫治療、抗がん剤治療を３本の矢のように束ねると、体内で相乗効果が起こるのです。これは既に明らかになっている医学的事実です。それぞれ1つずつの治療ではびくともしなかったがん細胞も、相乗効果によって退治できる可能性が飛躍的に高まります」

単独効果と相乗効果の差を分かり易くイメージしてみると、それが極めて大きなものだという事が理解できる。

「相乗効果とは、足し算ではなく掛け算の効果の事です。それぞれが100の力を持つ場合、足し算の効果だと3つで合計300です。しかし、これが掛け算の効果すなわち相乗効果の場合、3つの力が掛け合わされれば何と100万のパワーにもなります。これを利用せずして、副作用を抑えたがん治療は成り立ちません」

相乗効果を利用した複合治療は最も良いタイミングを見計らって行い、それ以外の期間は効果を比較的安価に継続させるためにハイパーサーミア単独治療や必要に応じて少量の抗がん剤を併用した維持療法を行う。

「様々な面でできるだけ負担なく丁寧に継続する事が、最終的に良い結果を生むのだと思います」

抗がん剤も使い方次第 少量の抗がん剤は免疫を活性化する

「抗がん剤はことごとく免疫力を低下させると誤解されています。しかし最近の研究で、必ずしもそうではない事が分かってきました」

あまりに大量の抗がん剤は確かに免疫力を傷めるが、適量の抗がん剤は逆に身体の免疫力を賦活するという。

「制御性T細胞という悪玉の免疫細胞が体内でがん組織を守っているのですが、少量の抗がん剤でま

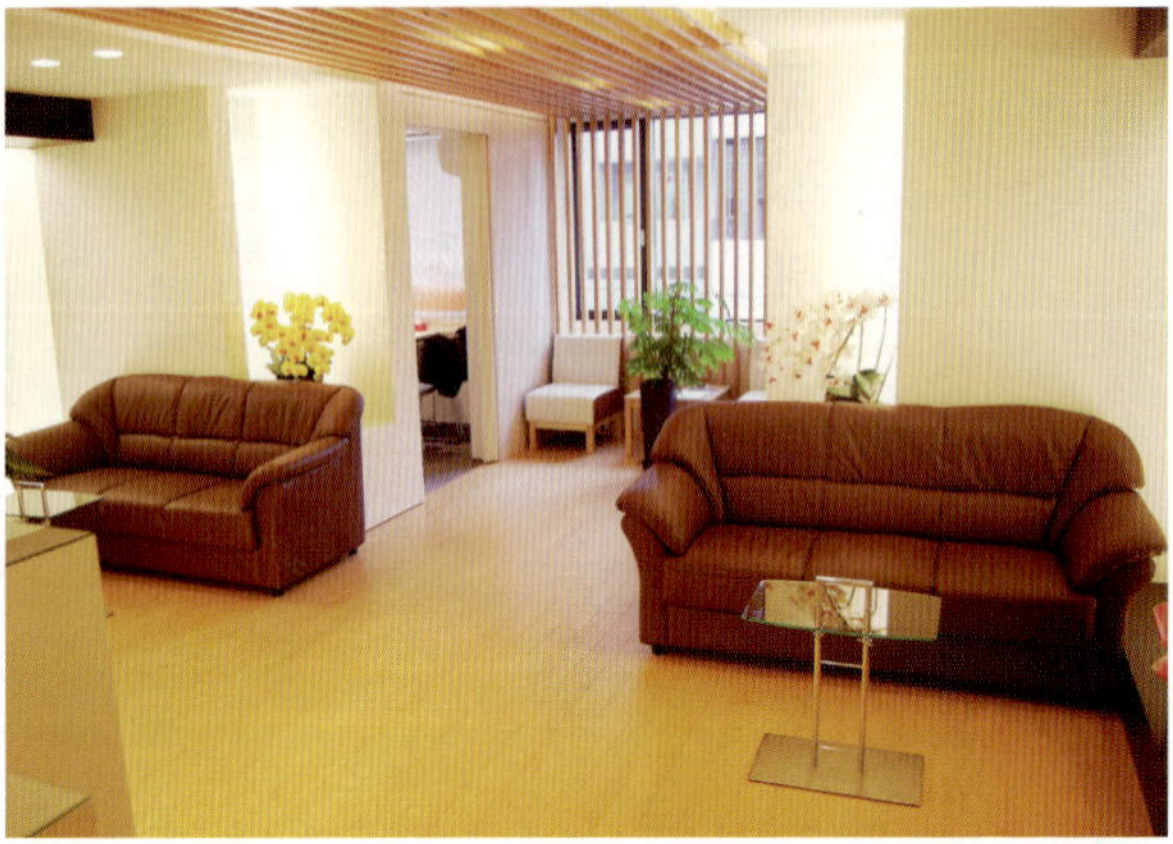

落ち着いた雰囲気の心斎橋スリーアロークリニックは、南船場の比較的静かなオフィス街にある

ずこの悪玉のみが一掃されます。ここで、培養した善玉の免疫細胞を大量に体内に戻すと強い抗がん効果が発揮されます」

また、たとえ少量投与であっても、抗がん剤の濃度をがん組織内でのみ、大幅に高められる方法がある。

「ここでもサーモトロンが大きな働きをします。特にシスプラチンという抗がん剤との相性は抜群に良いと言えます。サーモトロンによる温熱治療を同時併用すると、がん組織は普段の数倍以上のシスプラチンを取り込んでしまうのです。この威力には目を見張るものがあります」

病院の標準治療ではシスプラチンという薬剤は通常一回に100㎎以上の量を使用する。この場合、強い効果を期待できるものの朝から晩まで点滴をしなければならず輸液自体が大きなストレスとなる。しかも吐き気を起こしやすく、腎臓にもダメージが蓄積する抗がん剤である。

「それが、温熱治療中に点滴が終了してしまうわずか10㎎から20㎎の量で済みますから、副作用が極めて少ないのです。にもかかわらずしっかり底上げできた時の抗がん力は100㎎投与に匹敵するものです。身体にダメージを与えないため、長く治療を継続できるという非常に大きな利点も生まれてきます」

がん治療の目指すべき道「正しい治療」とは何か

心斎橋スリーアロークリニック

田中院長は、自身の考えるがん治療の要諦について次のように語る。

「がんという病気は全身の臓器に影響し、命にも関わります。闘病が長期に渡る場合もあります。個々の事情を汲み取り、治療をうまくまとめ上げる過程を経てこそ、関わる全ての人が納得と満足を得られます。御家族の社会的な背景も考慮に入れて、最も良い着地点を探さないといけません。本当にその人にとっての正しい治療とは何か、を常に問い続ける必要があります」

心斎橋スリーアロークリニックは斬新でユニークである。

しかし実は、このように個々に合わせて時間と手間を掛けた治療形態こそ、本来がん治療には必要ではなかろうか。

むしろこれから医療の本流となるべきであろう。

PROFILE

田中陽一郎

（たなか・よういちろう）

昭和45年4月17日生まれ。兵庫県出身。川崎医科大学卒業。神戸大学医学部大学院博士課程修了。平成21年心斎橋スリーアロークリニック開院。院長。医学博士。日本内科学会認定内科医・日本抗加齢学会認定専門医。日本癌治療学会会員・日本ハイパーサーミア学会会員。

INFORMATION

心斎橋スリーアロークリニック

■ 所在地
〒542 − 0081
大阪府大阪市中央区南船場
4 − 7 − 11 南船場心斎橋ビル303
TEL　06（6121）6701

■ 診療内容
免疫療法（NK細胞療法、樹状細胞療法、CTL療法）・ハイパーサーミア（温熱治療）・低用量抗がん剤治療（がん休眠療法）・高濃度ビタミンC療法

■ 診療時間
午前10：00〜午後6：00
休診日　水・木・祝

■ 院長からひとこと
当院はしっかりした主治医機能を持っています。主旨を御理解戴き任せてさえ下されば、とことん一緒に頑張るクリニックです。患者さんは私の家族同様、の心意気で治療にあたりますので一度に多くの方はお引き受けしておりません。しかし今後、皆が満足できるがん医療システムを構築する必要性を感じています。また、それを成す勇気を当院に関わる全ての人々から戴いている次第です。様々な方に、今後とも御協力をお願い申し上げます。

年間初診患者が２５００人を超える名整形外科医

様々な身体の痛みを取り除くスペシャリスト

医療法人社団 誠和会 瀬川外科 ―― 理事長・院長 松井 誠一郎

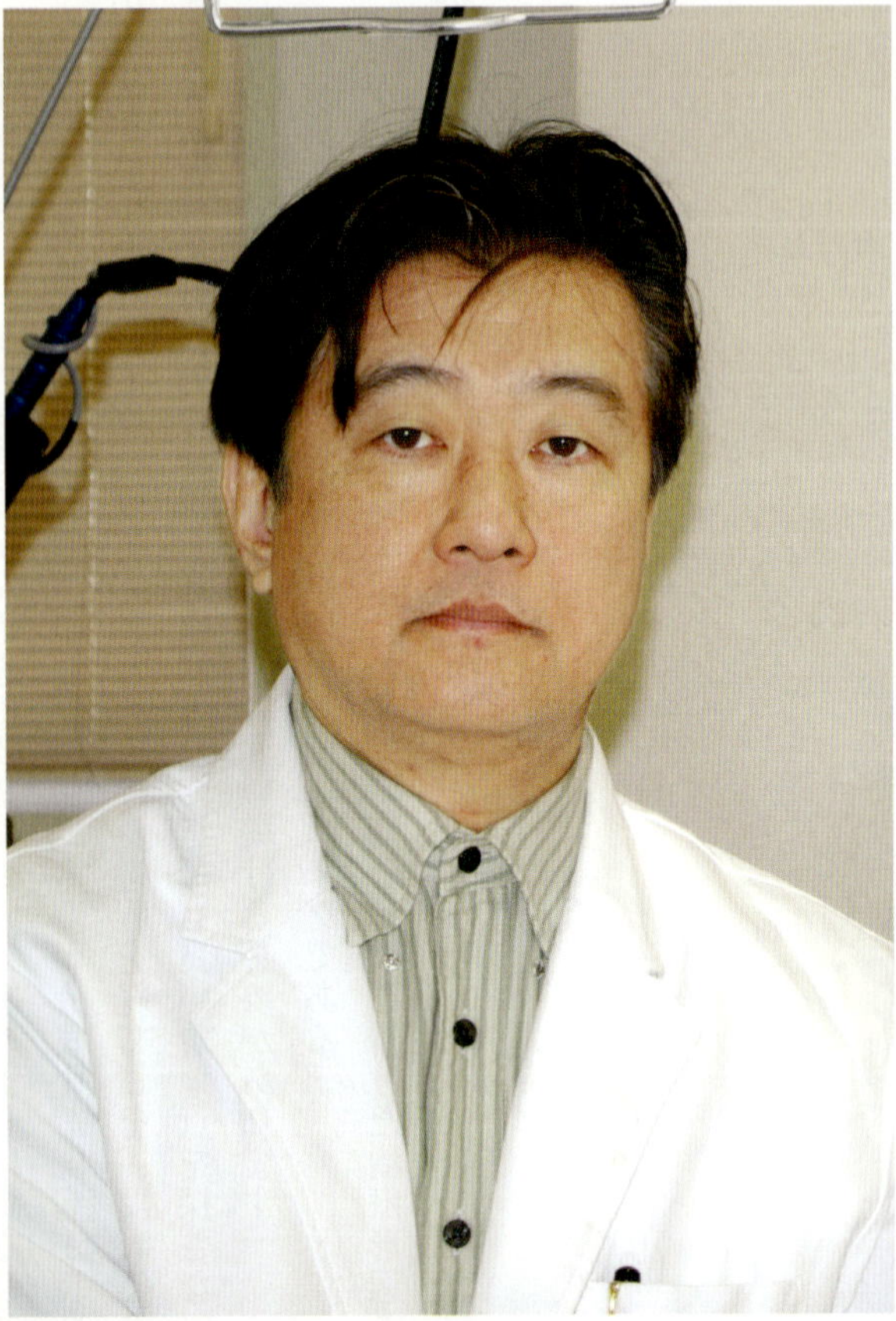

「大切なのは、その症状が起こる根本原因を自分の五感で感じ取り、目の前の患者さん一人ひとりに合わせた治療を行うことです」

老若男女を問わず、現代人の多くは様々な痛みを抱えている。実はその痛みの大半が原因不明というのをご存知だろうか。例えば、長く歩くと腰が重だるくなる、臀部から太ももの後ろが痛む、立ち上がるとき膝の後ろが痛む、等々。

こんなのは良く見られる症状ではないかと思うかもしれないが、実は教科書にも詳しい記載は無いのである。それが証拠に、色々な治療を受けても良くならないという人が多い。

インターネットでもこのような症状の相談が毎日のように様々なサイトでおこなわれているが、それへの回答を見ても中身はまちまちである。こうした原因不明の痛みに対する有効な治療に日夜取り組んでいるのが瀬川外科の松井誠一郎院長だ。

二千五百人。この数字は最近の瀬川外科の年間初診患者の数である。そして、その多くが「早く痛みを取りたい」という願いで、松井院長を頼ってやってくるのである。

『外科』という名称を掲げているが、メインは整形外科であり、ペインクリニックや漢方治療にも力を入れている。それでは、瀬川外科ではどのように、こうした症状に対処しているのだろうか。その診療スタイルを通して瀬川外科の人気の秘密に迫ってみよう。

体の状態や訴えを詳細に把握し、疾患の核心に迫る 患者の些細な訴えもすべて聞き入れて見逃さない

最近はどこの医療機関でも「問診票」を渡されて、自分の症状や既往歴などを記入するようになっているが、ほとんどが基本的なことがらだけである。瀬川外科ではこの問診が徹底している。

まず最初に受付で基本的な「問診票」を渡され、主な自覚症状や既往歴などを記入する。さらに診察室に入る前に「症状別問診票」が用意される。腰痛、肩こり、五十肩、膝の痛み、外傷、皮膚疾患などそれぞれの症状に応じた別々の問診票である。

例えば、腰痛であれば①いつから痛むのか②痛むきっかけはあったのか③どの部分が痛むのか（絵が描いてあって二十八ヵ所のうちから選ぶ）④下肢のシビレはあるか⑤どのような動作で痛むのか⑥痛む

時間帯は⑦その他の痛む部位（首・背中・股関節・膝・足など）⑧冷え性か、疲労しやすいか⑨その他気になること―といった設問に答えてゆく。

さらに腰痛の場合には「日本整形外科学会腰痛疾患問診票」を用いて、疼痛障害、腰椎機能障害、歩行機能障害、社会生活障害、心理的障害を評価してゆく。これだけの情報が揃えば、診察をする前に大抵の症状は診断がつくという。

ところで、診察室に入ると主症状以外にも様々な訴えをする患者さんは多い。頭が痛い、おなかの調子が悪い、体がだるい、手足がほてる、などなど……。普通なら聞き流すこうした患者さんの訴えも、松井院長は全て聴き入れる。ほんの些細なことが正しい診断にむすびつくことも多いからだ。情報は多ければ多いほど良いというのが、松井院長の持論だ。

大切なのは病名をつけることではなく症状の根本原因を自分の五感で確かめること

「時々、患者さんに触れもせずに、レントゲンだけで診断する医師をみかけます。それでは疾患の真実はわかりません」と語る松井院長。

レントゲンだけに頼らず、頭の中に解剖学的な立体像を思い浮かべながら、痛みの可能性のある全ての部分に手で触れ、あるいは指で押して、一つひとつ確かめてゆく……。松井院長は、数年前にこうした入念な診察方法で、腰痛の症状と疼痛部位には密接な関係があることを見つけ出し、その所見を学会や論文で発表している（図参照）。これをもとに治療を行った場合、たとえばトリガーポイント注射などの有効性が飛躍的に高くなるという。

このようにして詳細に診てゆくと、ある疾患と診断されていたものが、実はそうではなかったということがしばしばあるという。これはいったいどういうことなのか、例を挙げて説明してもらった。

例えば、臀部から太ももにかけての痛みは「坐骨神経痛」と診断されることが多い。しかし、痛みの部位を手で探ってゆくと、実際には神経痛ではなくて筋肉の痛みであると判明することも少なくないと松井院長は語る。

こうした場合は、ＭＲＩをしたところで疾患の原因は分からないし、腰の治療を施しても良くなるはずはないのだ。

また他の例として、立ち上がる時に膝の後ろが痛むという症状。レントゲンで膝の変形がある場合、「変形性膝関節症」と診断が下されて、多くの場合はヒアルロン酸の注射による治療を行なう。しかし、膝の裏が痛む場合には効果が少ない。

このような場合は、膝の関節内部が悪いだけではなく、膝の周りの筋肉に炎症が生じているのである。これも実際に痛む部分を手で触ってみないと分かるはずは無いと松井院長は語る。

「最近、ＥＢＭという言葉をよく耳にします。ＥＢＭは科学的根拠に基づいた治療という意味ですが、これを部分的に解釈していわゆるガイドラインに沿った標準的治療をすればそれだけで良いと考えている人もいます。しかし大切なのは、その症状が起こる根本原因をもういちど自分の五感で感じ取り、目の前の患者さん一人ひとりに合わせた治療を行うことです」と言い切る。

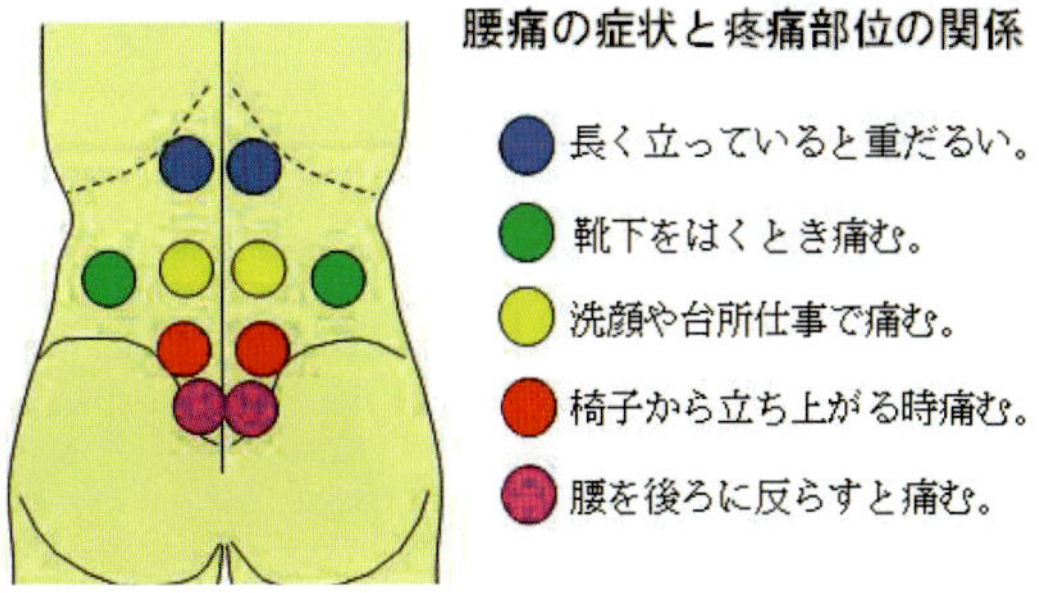
腰痛の症状と疼痛部位の関係
長く立っていると重だるい。
靴下をはくとき痛む。
洗顔や台所仕事で痛む。
椅子から立ち上がる時痛む。
腰を後ろに反らすと痛む。
図

治癒への道しるべとなる患者への丁寧な説明 そして設備の完備した一〇〇㎡のリハビリ室

例えば、腰痛を訴えるある高齢の患者にレントゲン撮影をしたあと、松井院長は次のように説明する。

「腰の骨をつなぐ関節が変形しているし、椎間板が狭くなっています。でもあなたの症状には関係ありません。今の痛みはこの筋肉がひきつったためにおきているのです。この筋肉の緊張を取れば良いのですが、そ

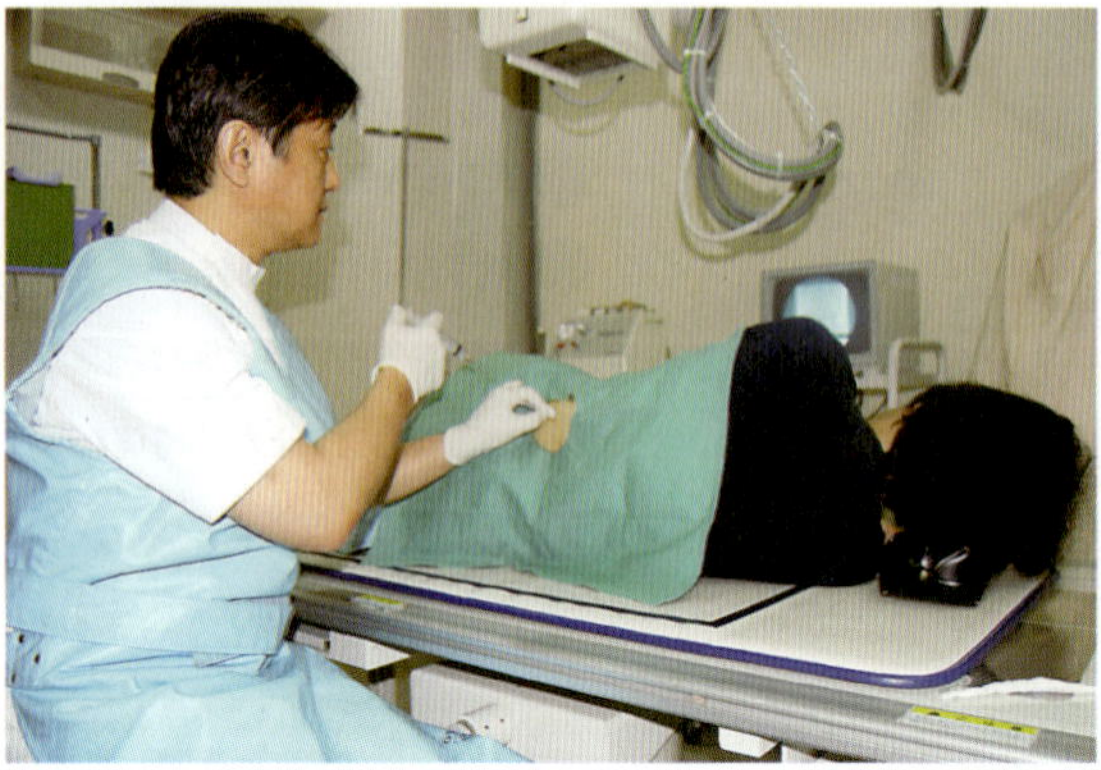

日帰りの腰部交感神経ブロック（下肢の血流障害や頑固な下肢痛に対する治療）

のためにはこの体操をしてください。早く痛みを取るには、この部分へのトリガーポイント注射が有効です」

レントゲンだけで診断すれば『変形性腰椎症』となるであろうが、「あなたは変形性腰椎症です」とか「年齢のせいです」のひとことで片付けては治療が先に進まない。松井院長は、検査結果や病状、治療方針の説明を患者さんが納得ゆくまで行う。

瀬川外科では数十種類におよぶ手作りの疾患別パンフレットが用意されており、一人ひとりにそれぞれの症状を詳しく書き加えて手渡している。こうしたきめ細かい対応が、医師と患者との間に大きな信頼関係を育んでいるのだ。

同じ病気でも患者一人ひとり治療法は異なる。この患者さんはリハビリをして日常生活をスムーズに送ってもらう、またこの患者さんにはブロック注射をして早く仕事に復帰できるようにする、というようにそれぞれに合った治療法が施されている。

このためには、治療法の選択肢が多くなければならない。瀬川外科では、西洋薬、漢方薬をはじめ、リハビリテーション、ペインクリニック、さらに日帰り手術と症状に応じて様々な治療法が用意されている。医院の2階は各種の器具が備わった広さ一〇〇平方メートルのリハビリスペースであり、ここでは運動器リハビリテーションも行っている。

最新の西洋医療と漢方を含めた万全の医療シフト
個人個人に応じた最も効果的な治療法を提供

さらに瀬川外科では、通常の開業医ではほとんど行われていない高度な治療も取り入れている。「外反母趾の日帰り手術」、「肩関節の非観血的関節授動術（五十肩が続いて腕があがらなくなったときの治療）」、「日帰りの腰部交感神経節ブロック（下肢の血流障害や頑固な下肢痛に対する治療・右頁写真参照）」などだ。こうした高度な治療法は、高い技術が必要なため、限られた施設でしか行なわれていないが、瀬川外科では日帰りで行われており、入院しなくても良くなったと喜ぶ声は多い。

松井院長は漢方薬の使用経験も豊富で、院内処方で約七十種類を扱っている。漢方薬は病名で選ぶのではなくて、症状＋体質（これを東洋医学では「証」という）で処方する。

同じ風邪でも症状や時期によって異なる薬を処方する。「どんなタイプの風邪でもとりあえず総合感冒薬を投与する」といった西洋薬の考えとは基本的に異なる。「冷え」「のぼせ」「体力の衰え」などは、西洋薬で対応することが難しいが、こうした症状に対する漢方薬に幾つもの種類がある。

なかにはステロイドや抗生物質の投与を減らすことが出来る漢方薬や、癌の骨転移を抑える効果が報告されている漢方薬など、使い方によっては大きな威力を発揮する。整形外科分野では脊柱管狭窄症・肩凝り・手根管症候群・変形性膝関節症・関節リウマチなどに、皮膚科ではアトピー性皮膚炎・にきび・肥厚性瘢痕などに、他にも肥満症や認知症など幅広く使われている。

とはいえ漢方薬は誰が処方しても効果が出せるというわけではない。患者の全身状態や症状の微妙な変化をするどく察知しなければ使いこなせない。これだけ、漢方薬を使いこなしているということは、それだけ患者をしっかり把握しているという証なのだ。

問診で多くの情報を入手して症状を的確に診断し、その後自らの手で微に入り細に入り痛む箇所を検証して原因を究明していく。最新治療も取り入れた豊富な治療法で一人ひとりの患者に適した治療法を実践し、西洋医学で補えない部分も東洋医学で補完する。

今、テーラーメイド・メディシン（科学的根拠に基づいて個人個人に合わせた治療）という言葉が盛んに使われているが、瀬川外科のこの診療こそが、テーラーメイド・メディシンの実践に他ならないであろう。それが瀬川外科が多くの患者に頼られる理由なのだ。

エンジニア志望から天職となる整形外科医の道に複数の学会に所属して幅広く最新の医学情報を吸収

今では痛みを取り除くスペシャリストとして名を馳せる松井院長だが、最初は別の道に進もうとしていた。

愛知県豊橋市に生まれ、少年時代はいたずら好きで時計やカメラを壊して親を困らせたという。小学校ではプラモデル、中学から高校にかけてはラジオやステレオの組み立てに没頭するなど、当時から手先の器用さでは右に出るものはいなかった。

そのためか、最初はエンジニア志望で東京大学の工学部に入学。いつしか生体工学に興味を持ったが、やがてそれは機械から人間へシフトして大阪大学の医学部に入学。整形外科を専攻したのも、こうした下地があったからだ。

卒業後は勤務医として研鑽に励んだ。那智勝浦町立温泉病院では各種の保存療法を、大阪府立病院では脊椎外科と関節外科を、市立川西病院では手の外科・足の外科を習得していった。その後、縁あって瀬川外科を継承して現在に至っている。

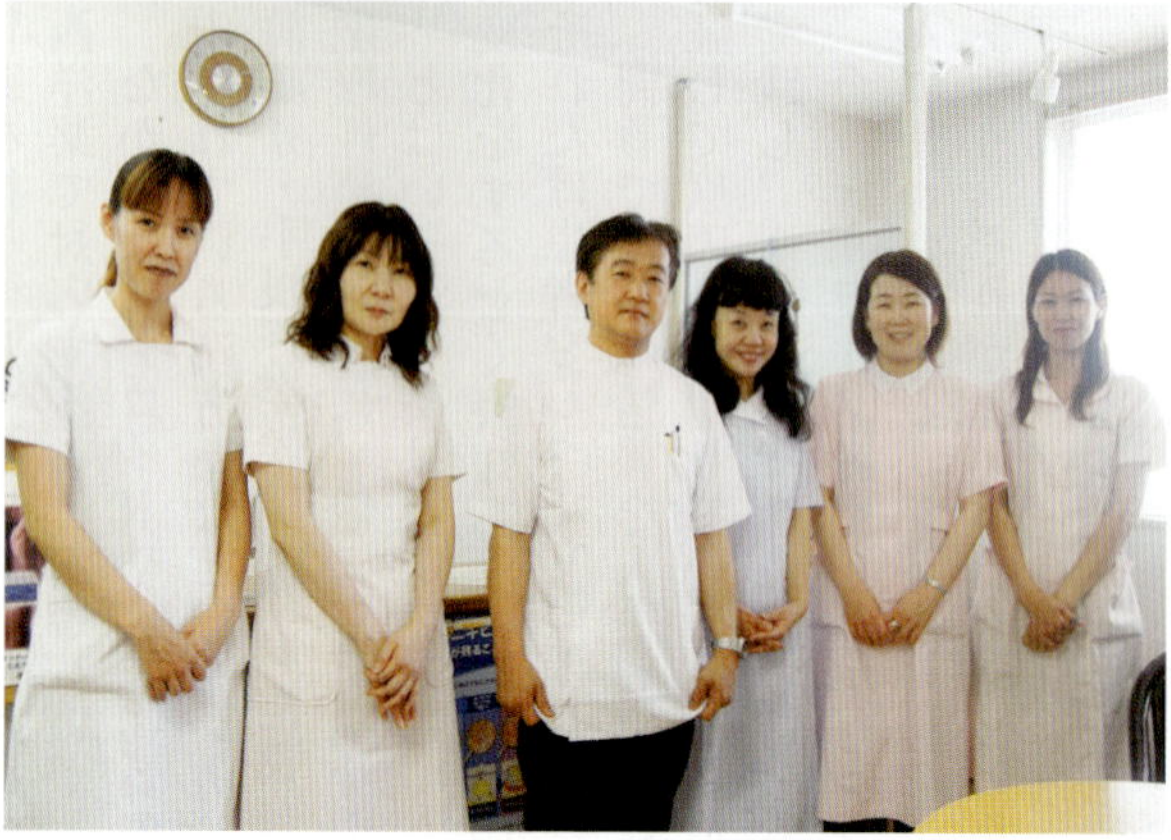

患者一人ひとりに応じた最も効果的な治療を提供する瀬川外科のスタッフ

瀬川外科はもともと外科・整形外科・皮膚科を標榜する医院だった。松井院長はそのままこの標榜科目を引き継いだが、看板の中身をきちんとしたものにするため日本皮膚科学会・日本形成外科学会にも所属し、常に最新の医学情報の吸収に努めている。

皮膚科・形成外科関連では、皮膚腫瘍の手術も多く手がけている。最初は手術のために炭酸ガスレーザーを導入したが、次第にシミなどの色素性病変の治療を要望する声が高まったため、ルビーレーザー、アレクサンドライトレーザー、光治療器（オーロラ）などを導入し、これらを用いた幅広い治療を行っ

医療法人社団 誠和会 瀬川外科

ている。

現在、神戸市医師会の理事も務めて多忙なため、なかなか午後の診察に対応できないのが悩みの種とか。

趣味は写真撮影と弦楽器（ヴァイオリンとビオラ）演奏。ヴァイオリンは大阪府医師会フィルハーモニーで十七年間コンサートマスターを勤める腕前だ。写真はネイチャーフォトが多く、写真のホームページも作成している。

巧みな手さばきだけでなく、松井院長の芸術的センス、文化的素養は医療の分野にも大きな力となって後押ししているのは間違いないと思われた。

PROFILE

松井誠一郎（まつい・せいいちろう）

昭和55年東京大学工学部卒業。平成2年大阪大学医学部卒業、同年阪大整形外科に入局。平成3年市立伊丹病院。平成4年那智勝浦町立温泉病院。平成5年大阪府立病院。平成9年市立川西病院。平成14年瀬川外科を継承開業。平成20年より須磨区医師会理事。平成22年より神戸市医師会理事。
日本整形外科学会専門医　日本皮膚科学会正会員　日本形成外科学会正会員　日本ペインクリニック学会正会員　日本美容皮膚科学会正会員。

INFORMATION

医療法人社団　誠和会　瀬川外科

■ 所在地
〒654 − 0024　兵庫県神戸市須磨区大田町3丁目1 − 23
TEL　078（732）1846

「医院ホームページ」
http://www.kcc.zaq.ne.jp/dfajm106/
「腰痛ホームページ」
http://lowback.jp/
「美容ホームページ」
http://www.be-skin.com/

■ 診療内容
整形外科・皮膚科・外科

■ 診療時間
月火水金　9:00 〜 12:00　16:00 〜 18:30
木（第2·4·5）·土 9:00 〜 12:00
予約診：慢性疼痛外来　月曜 3:00 〜 4:00
休診　日曜日・祝日、第1・第3木曜日

■院長から
痛みをがまんする必要はありません。
たとえ、原因が分からない痛みでも、
一緒に考え、
いろいろトライしましょう。
きっと良い方法が見つかるはずです

高齢者医療、高齢者介護のフロントランナー

超高齢社会の健康医療に全力で取り組む

医療法人 豊隆会 ちくさ病院／ちくさセントラルクリニック
―― 理事長・院長 加藤 豊

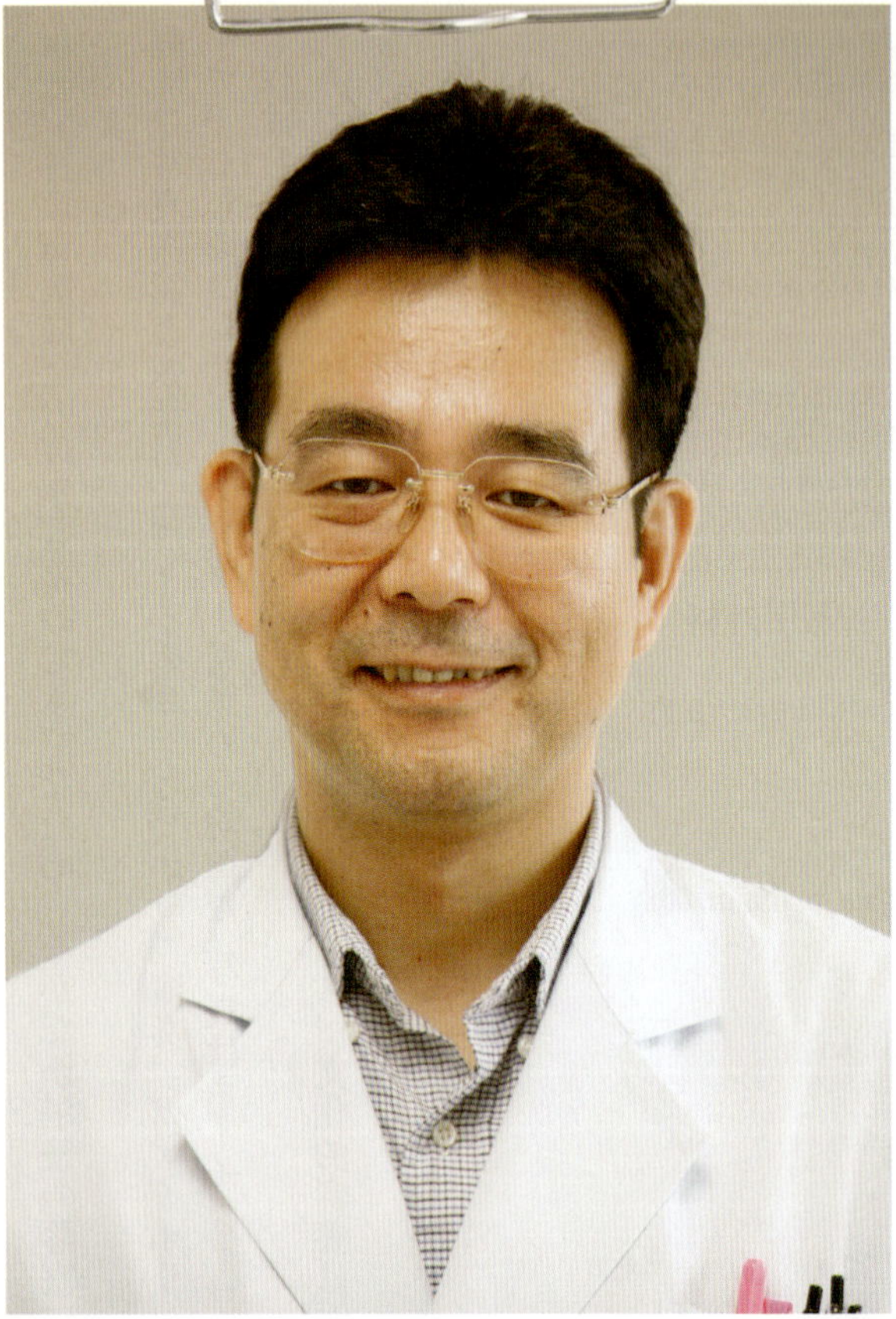

「高齢の方は免疫力が低下しています。だから、疾患やトラブルをいかに回避し、予防するか、これが高齢者医療の要（かなめ）です」

一口に「高齢化社会」というが、一般的には高齢化率によって、細かく分類される。この高齢化率というのは、六十五歳以上の人口が総人口に占める割合を表すが、高齢化率が7％－14％を「高齢化社会」、14％－21％を「高齢社会」、さらに21％以上を「超高齢社会」と呼んでいる。

この分類からすると、日本は平成19年に総人口に占める六十五歳以上の人口が21％を超えているため、すでに「超高齢社会」に突入しているのだ。

こうした現状に早くから着目して、地域の在宅医療と病院運営に取り組み、健康長寿社会の実現に貢献しているのが医療法人豊隆会である。入院から在宅での医療まで、あらゆる生活ステージに合わせた医療と良質の介護サービスの提供をモットーにしている。

理事長の加藤豊医師は名古屋大学医学部を卒業し、愛知医科大学微生物免疫学の講師を務めるなど優れた内科医として実績を残してきた。平成十八年に医療法人豊隆会の理事長に就任して以来、高齢者の長寿と健康、予防医療に精力的に取り組んでいる。

ちくさ病院、ちくさセントラルクリニックを拠点としてリハビリテーション専門センターを展開するなど、地域の高齢者医療に貢献し、その中核として重要な役割を担っているのだ。

早期のリハビリで早期に退院、そして早期の社会復帰
リハビリ強化型一般病院として健康長寿に貢献

医療法人豊隆会の歴史は古い。昭和二十七年に原外科としてスタートし、その後診療所から病院へ改組。一貫して地域医療の中核を担ってきた。

加藤理事長は就任以来、医療法人豊隆会の医療機関としての性格付けを明確にし、独自色を打ち出してきている。ちくさ病院は原病院が母体だ。当時は入院患者の平均在院日数は六十日だったが、在院期間を十六日に短縮した。そのため医療、看護体制を見直して改善、看護スタッフも増員した。

それまで、患者十五人に対して看護スタッフ一人だったものを、患者七人に一人とした。このシフトで急性期病院としての役割を十分に機能させるとともに、リハビリスタッフを充実させてリハビリ強化

策を打ち出した。

加藤理事長が就任した当時は、理学療法士が二人だけだったが、現在は理学療法士八人、作業療法士四人、言語聴覚士四人の合計十六人のスタッフが、併設する総合リハビリテーション施設を運営して、入院患者の早期の社会復帰をサポートしている。

「私たちの患者さんは高齢の方が多い。このため早い時期に十分なリハビリに取り組むことが治療効果を高め、早期の現場復帰につながるのです」と、加藤理事長は力説する。

「高齢の患者さんに起こりやすいトラブル、例えば嚥下障害による肺炎ですが、このリハビリには言語聴覚士が担当します。肺炎を起こして入院して来られた高齢の患者さんには、飲み込みのトレーニングを行い、二度と飲み込みのトラブルからくる肺炎を起こさないようにします。それが私たちの病院の役割だと考えています」

リハビリスタッフとして言語聴覚士を四人も抱える病院は名古屋市内でも『ちくさ病院』だけだ。ここにも、リハビリテーションにかける加藤理事長の期待の大きさを伺える。高齢社会を象徴するように、「老人病院」と呼ばれるほど高齢者の入院患者が多かった病院を、みごとにリハビリ強化型一般病院に生まれ変わらせた。

高齢者医療とは入院治療で高齢者の安全を二十四時間守ることに加えて、高齢者が病気に罹った場合、寝たきりにならないよう予防することが重要だ。リハビリに力を入れているのはこうした考えに基づいている。こうした努力が地域の『健康長寿』を目指す医療に大きく貢献しているのだ。

全科目対応の在宅医療を二十四時間、三百六十五日体制で患者の生活スタイルに合わせた質の高い医療ケア

医療法人豊隆会はリハビリ強化型一般病院として『ちくさ病院』を機能させるとともに、在宅療養支援診療所として『ちくさセントラルクリニック』を擁する。自宅や施設で療養中の患者を二十四時間、三百六十五日体制で診る充実した在宅医療サービスを提供している。

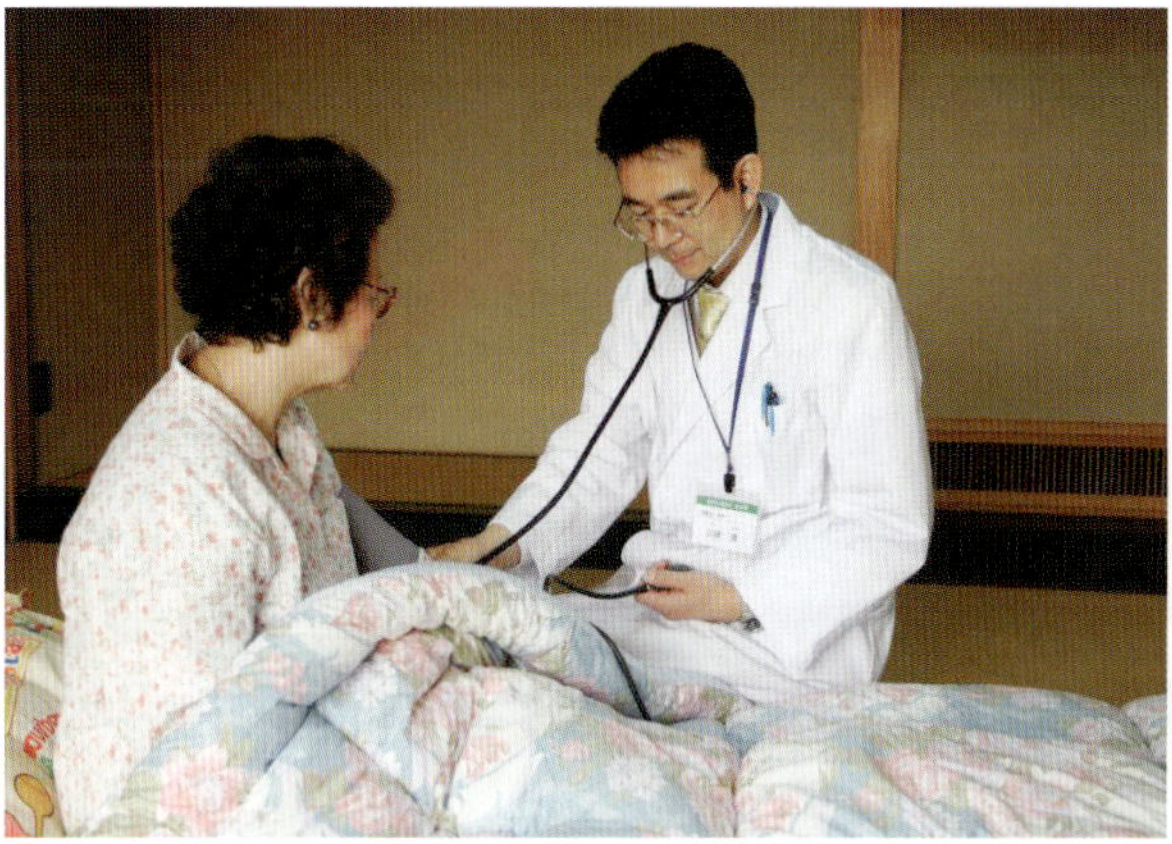
「ちくさセントラルクリニック」は生活スタイルに合わせて、クォリティの高い在宅医療を提供している

基本的には、高齢であったり、認知症を患ったりして通院が困難な患者を内科、外科、泌尿器科、皮膚科、耳鼻科などの専門の医師が、定期的に訪問診療や夜間往診を通じて日常的に医療ケアを行っている。

さらに、人工呼吸器、気管切開、胃ろう、尿道カテーテルなどが必要な重度障害の患者にも対応している。それだけではない。歯科、眼科、精神科などの提携医療機関から専門医を派遣したり、紹介したりして全科的な在宅医療を目指す。

スタッフは常勤医師四人、非常勤医師十五人と、四人の訪問看護師が患者の生活スタイルに合わせて質の高い医療ケアを行なっている。

カバーするエリアも、名古屋市全域と春日井市、尾張旭市と広域にわたる。

「現在五百六十八人の患者さんがちくさセントラルクリニックで在宅医療の訪問診療を受けています。私たちが在宅訪問診療を始めて今年で六年になります。高齢社会という時代の波はここにも表れており、毎年百人程度患者さんが増えています」と現状を説明する加藤理事長。

「継続的にクオリティの高い在宅医療を提供できているのは、私たちが医療母体としてちくさ病院を持っているからです。今後はさらにスタッフの充実を図っていきたいと考えています」と、加藤理事長は進む超高齢社会を睨んで明日の展開を語る。

総力をあげて『認知症』の早期発見、早期治療
各科の臨床医が知識を広く共有して認知予防を

「高齢者医療のなかでも大きなテーマが『認知症』の問題です。一般的な病院では医師、看護師があまり積極的に勉強したくない領域なのですが、私たちはドクターから職員一人ひとりにいたるまで、『認知症』の定期的な勉強会を開いて広く知識や認識を共有することで、早期に発見し効果ある対応ができます」

世間一般では、『認知症』といえば精神科の医師に相談すべきだと思われがちだ。しかし、精神科の医師は、精神の有り様は診断できるが、患者の全身状態を診ることはできない。

全身状態が『認知症』に大きな影響を与える高齢者だからこそ、精神科以外の医師が『認知症』の知識を深め、普段の医療行為のなかから、その兆候に気づき、早期に対応策を講じることが重要なのだ。

ちくさ病院は内科、外科、整形外科、循環器内科をはじめとして十二の診療科を持つ総合病院として機能しているが、加藤理事長のもと医師、看護師、病院スタッフ一同が横断的に知識を共有し、『認知症』の早期対応に取り組んでいるのである。

「私たちの病院には、潜在的に『認知症』になる要因を持った高齢の患者さんがたくさん来られます。例えば糖尿病や高血圧のケア、運動機能回復のためリハビリテーションに通うなどの患者さんです。『認知症』の兆候を見逃さず発見する立場にある医師は、精神科の医師でなく圧倒的にたくさんの患者さんを診ている他の各科の医師であるべきなのです」

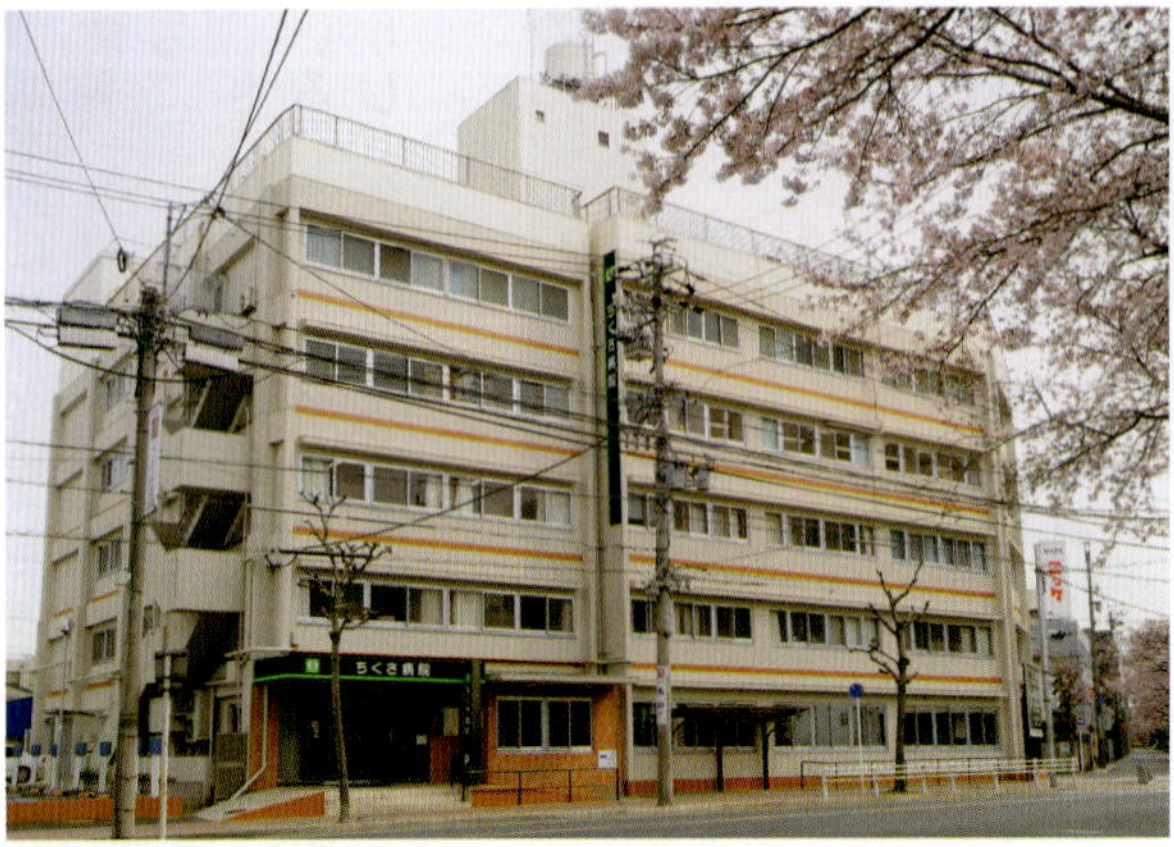

「ちくさ病院」はリハビリテーション強化型一般病院として地域の高齢者医療の中核を担っている

記憶障害などの症状で知られる認知症の原因は、約50％がアルツハイマー病、約30％が脳血管障害によるものだ。この二つの診断がつくと、ほぼ認知症の診断がついたことになる。

認知症はがんと同じ、早期発見、早期の対応が重要
高齢者医療の要は、疾病とトラブルを未然に防ぐこと

「早期がんと同じことで、認知症は早く発見して早く手当をすれば、その後の対応が大変楽なのです。その一方で、相当に重い段階まで進行してからだと、いわゆる手遅れとなって対処の方法がなくなるのです」と早期対応を加藤理事長は力説する。

日本の認知症治療の現状はかなり重度の段階まで進行した状態で治療を行っている。だから家族も担当する医者も高齢者の認知症は治らないものだ、と諦めてしまっている。

アルツハイマー病のワクチンが開発中であり、今後認知症治療薬が増えてくる中で、こうした新しい治療法を最適なタイミングで活用することが『認知症』を治療し、予防につながる。

ちくさ病院のリハビリテーション機能を強化した運営、ちくさセントラルクリニックの二十四時間、三百六十五日体制の在宅医療、『認知症』の早期発見、早期対応。このいずれにも加藤理事長の高齢者医療に取り組む熱い想いとほとばしる熱意が表出している。

そこには、高齢者医療は『予防する』ことこそが重要だという考えが貫かれている。リハビリテーション強化は、入院から現場への復帰をスムースにするという役目も果たすが、「転倒」や「誤嚥」といったトラブルを二度と起こさないトレーニングで再発を予防する狙いがある。

そして高齢者が病気を患った場合、そのまま寝たきりにならないようにリハビリで予防する。

「高齢の方は当然ながら免疫力が低下しています。だから想定できる疾患やトラブルに備え、いかに回避し予防するか、これが高齢者医療の要（かなめ）です」と、予防医療の重要性を訴える。

リハビリ型のデイサービス『アクリハ都通』
高齢者により質の高い医療と介護サービスを

六十五歳以上の高齢者が人口の21％を占める今日、高齢者医療とともに高齢者介護が喫緊の重要なテーマになっている。介護保険制度が施行された二〇〇〇年以降、さらに第二波として二〇〇五年以降、日本全国に様々な種類の介護施設が大量に出現した。

これらの施設に入居する高齢者は、当然ながら疾病疾患の大きなリスクを抱えながら施設での生活を送っている。介護施設で暮らす高齢者の医療の安全は誰が、どのように保障し、バックアップしていくのか。超高齢社会における医療と介護の在り方が真摯に問われているのである。

加藤理事長は、「医療保険や介護保険といった制度上の問題も重要ですが、具体的に現場ではどういうシステムを構築して、どういう能力の人材が運営していくのかということが極めて重要になる。進む高齢社会の受け皿として機能できる医療法人でありたいです」と結ぶ。

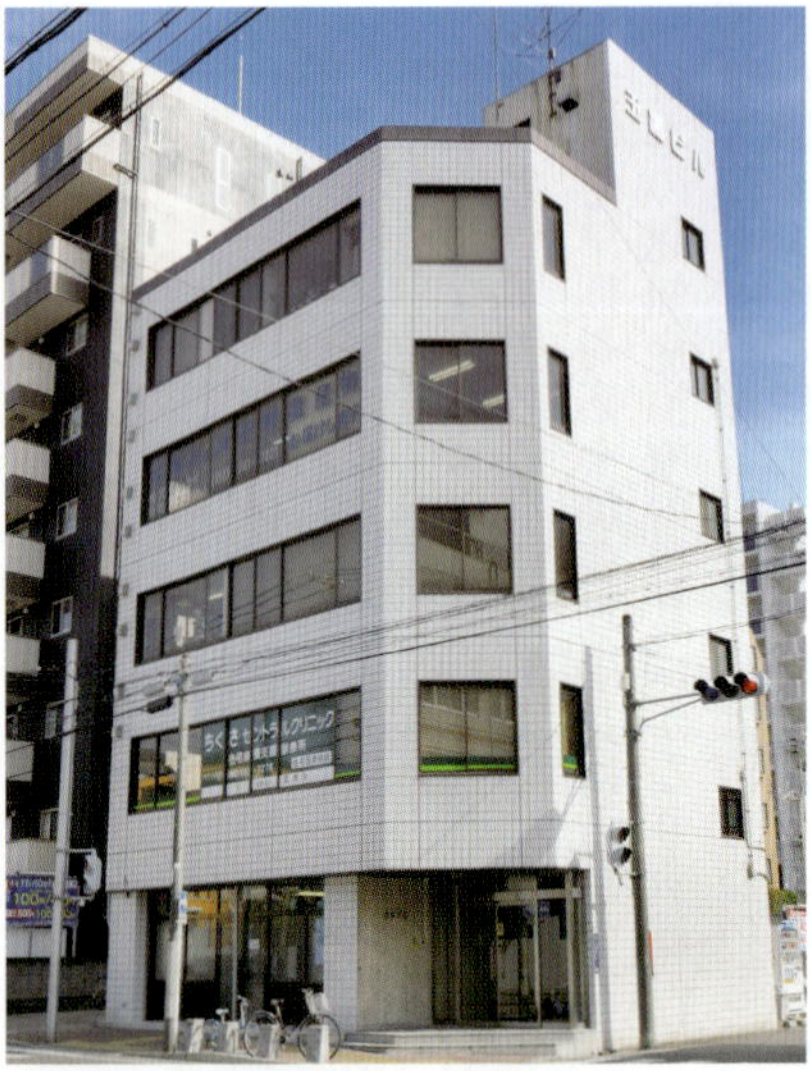
在宅療養支援診療所として24時間・365日体制で充実した医療サービスを提供する「ちくさセントラルクリニック」

新しい取り組みも始めている。リハビリ型のデイサービスを提供する「アクリハ都通」もそのひとつだ。要支援や要介護などの認定を受けた高齢者に介護保険を利用してリハビリに特化したデイサービスを提供する。

「介護や支援が必要になると、外出の自信がなくなって自宅に引きこもりがちになる方が少なくありません。そうした方が運動やリハビリを通して、仕事や生活を楽しめるようになること、それが『アクリハ都通』の目標です」とゼネラルマネージャーの山口剛徳さん。

欧米を中心に運動器疾患や脳血管疾患などの

改善、介護予防、リハビリなどに用いるパワーリハビリテーション公認マシンで軽い負荷をかけて機能回復トレーニングを行い、効果を上げている。

また、質の高い医療・介護サービス、対応力のある医療・介護サービス、これを目指して『在宅医療フォーラム』の開催も始めた。医療法人豊隆会が主導で毎回特別講師を招き、医療・介護に携わるスタッフの質の向上を図ろうというものだ。

第一回は昨年七月に開かれたが、その特別講演の主題は「認知症でみられる行動障害・精神症状への対応～在宅認知症を中心として～」だった。

加藤理事長は次のように語る。

「今後ますます高齢者の比率は高くなっていきます。受ける側、与える側のどちらにとってもよりよい医療と介護は焦眉の課題です。その実現には長く困難な道のりが想定されますが、低い理想からは何も生まれません。高い理想を掲げ、高齢者のみなさんに高レベルの医療と介護を提供して行きたいと考えています」

PROFILE

加藤　豊（かとう・ゆたか）

昭和62年名古屋大学医学部卒業。小牧市民病院研修医を経て昭和63年小牧市民病院内科勤務。平成6年愛知医科大学微生物免疫学助手。平成10年愛知医科大学微生物免疫学講師。平成13年医療法人生寿会かわな病院内科勤務。平成15年医療法人生寿会五条川リハビリテーション病院院長。平成18年喜浜会理事長。平成20年医療法人豊隆会理事長ちくさセントラルクリニック院長。

INFORMATION

医療法人 豊隆会本部

■ 所在地
〒464 － 0075
名古屋市千種区内山2丁目16 － 16
TEL　052（731）9482

ちくさ病院

■ 所在地
〒464 － 0075
名古屋市千種区内山2丁目16 － 16
TEL　052（741）5331

■ 診療科目
内科・外科・整形外科・脳神経外科・神経内科・消化器内科・消化器外科・肛門外科・皮膚科・泌尿器科・循環器内科・リハビリテーション科

■ 診療時間
月～金　9：00 ～ 11：30
　　　　16：00 ～ 18：00
土　　　9：00 ～ 11：30

ちくさセントラルクリニック

■ 所在地
〒464 － 0850
名古屋市千種区今池4丁目401
玉置ビル2F
TEL　052（733）7276

信頼の主治医 Interview

Doctor who can rely on

一人ひとりのかみ合わせとキレイを大切に

美と健康を追求した究極の歯科治療

中村歯科医院 ―― 院長 中村 公久

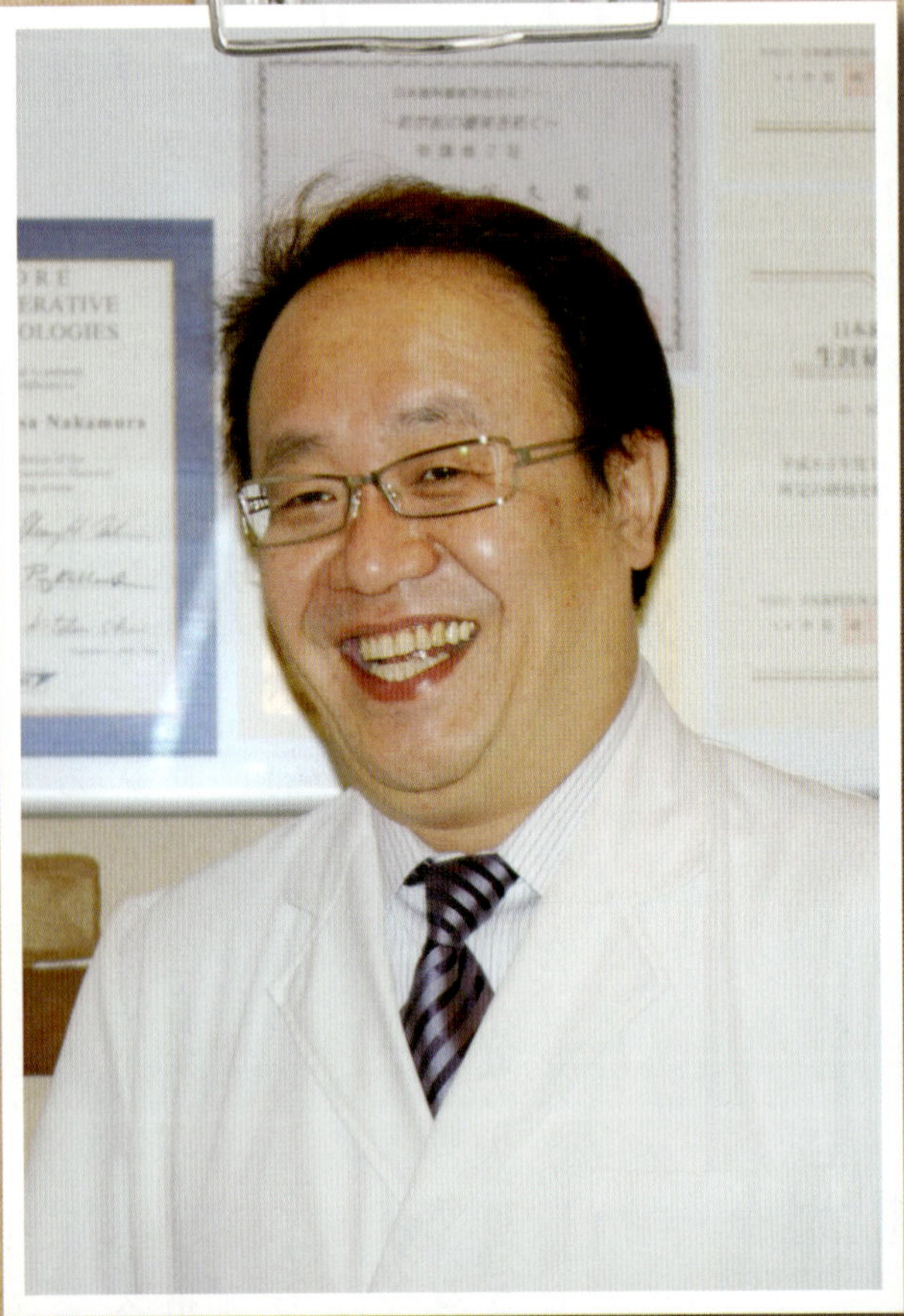

「患者さんのビフォーアフターの写真を見て頂くと治療による変化がよくわかります」

日本全国に星の数ほどある歯科医院。さまざまな歯科医療本が書店に並ぶなど、患者がホームページや本の情報、口コミなどの評判から、より質の高い医療を求め、腕の優れた医師を選ぶ時代になった。

患者の獲得合戦が行われている歯科業界で、同業歯科医師から一目置かれ、魔法のように患者の口腔内を治療するスタイルから〝ゴッドハンド〟と呼ばれているのが中村歯科医院の中村公久院長だ。

開院以来、顔面のトータルバランスを重視し、骨格と筋肉・かみ合わせを重視した、高レベルの歯科治療を提供している歯科のスペシャリストだ。

日本全国乱立する歯科医院
優れた歯科医師を選ぶ目を養って欲しい

「歯科医院が乱立していますが、コンビニより多くなっているというのが現状です。その中でも優れた医師というのはほんの一握り。深刻に歯で悩んでいる患者さんであれば、沢山存在する歯科医師の中から、優れた技術と知識を兼ね備えた本物の医師を見つけて欲しいですね」

「今の時代の歯科事情を考えると選定する目を養う事も大切になってきます」優れた歯科医師を選ぶ際の一つの目安が、歯科医療メーカーから講演を依頼されている歯科医師だと中村院長はいう。

「そういう先生方は一朝一夕では出来ない高度な治療テクニックを必要とするオペ（ライブオペ）を何百人もの歯科医師の前で行う事ができる。実際の症例数も多く、ハイレベルな技術と知識を持っているので、歯科医院を選ぶ際、大いに参考になると思います」

世界トップのインプラントメーカーであるノーベルバイオケア社が主催するセミナーや、講演の講師は世界的に認められた一握りの歯科医師にしか任せられないのだという。

中村院長自身も京セラ（日本メディカルマテリアル）でのCT講師、ノーベルバイオケア社やBionic社で行われるセミナーの講師を依頼され、年間で定期的に行うなど、その実力は折り紙つき。

インプラント治療を検討中の歯科医師、あるいはこれまで数百本とインプラント治療を行ってきたベテラン歯科医師らの前で、これまで幾度となくライブオペや講演を行ってきた。日々の診療に加え、学会や講演会、セミナーの活動を精力的に行い、中村院長の毎日は今、多忙を極めている。

〝ゴッドハンド〟と呼ばれる高度な治療技術 一万五千人の治療実績と二千人のインプラント症例

学生当時難聴だった事から、聴力を必要とする医師の道を諦め、歯科医の道を志したという中村院長。岐阜歯科大学（現朝日大学）を卒業。その後、アメリカに渡りインプラント治療世界トップレベルのUCLA大学スマイラー及びヘンリー教授に師事し、インプラント、歯周病の研修を受け、SJCD最高顧問山崎長郎氏の下、審美的臨床の勉強を重ねてきた。

さらにイェテボリ大学リンデ教授の下、歯周病の基礎を学んできたという経歴を持つ。その道のスペシャリストといえる著名の先生の下で、長年自己研鑽を重ね、歯科治療の基礎や顔面をトータル的に見る目、高度な治療技術を身につけ、膨大な知識と経験を蓄えてきた。

今〝ゴッドハンド〟と呼ばれ多くの歯科医師から慕われている中村院長だが、自身が行ってきた長年の努力の結果だといえる。

「歯科医になるために生まれてきたのかなと思う時がありますね。天職といえるぐらい歯科医師という仕事が自分の性に合っているんだと思います」独立開業以来、延べ一万五千人の患者を治療し、インプラント治療症例は二千本以上を数える程の実績を積み上げてきた。

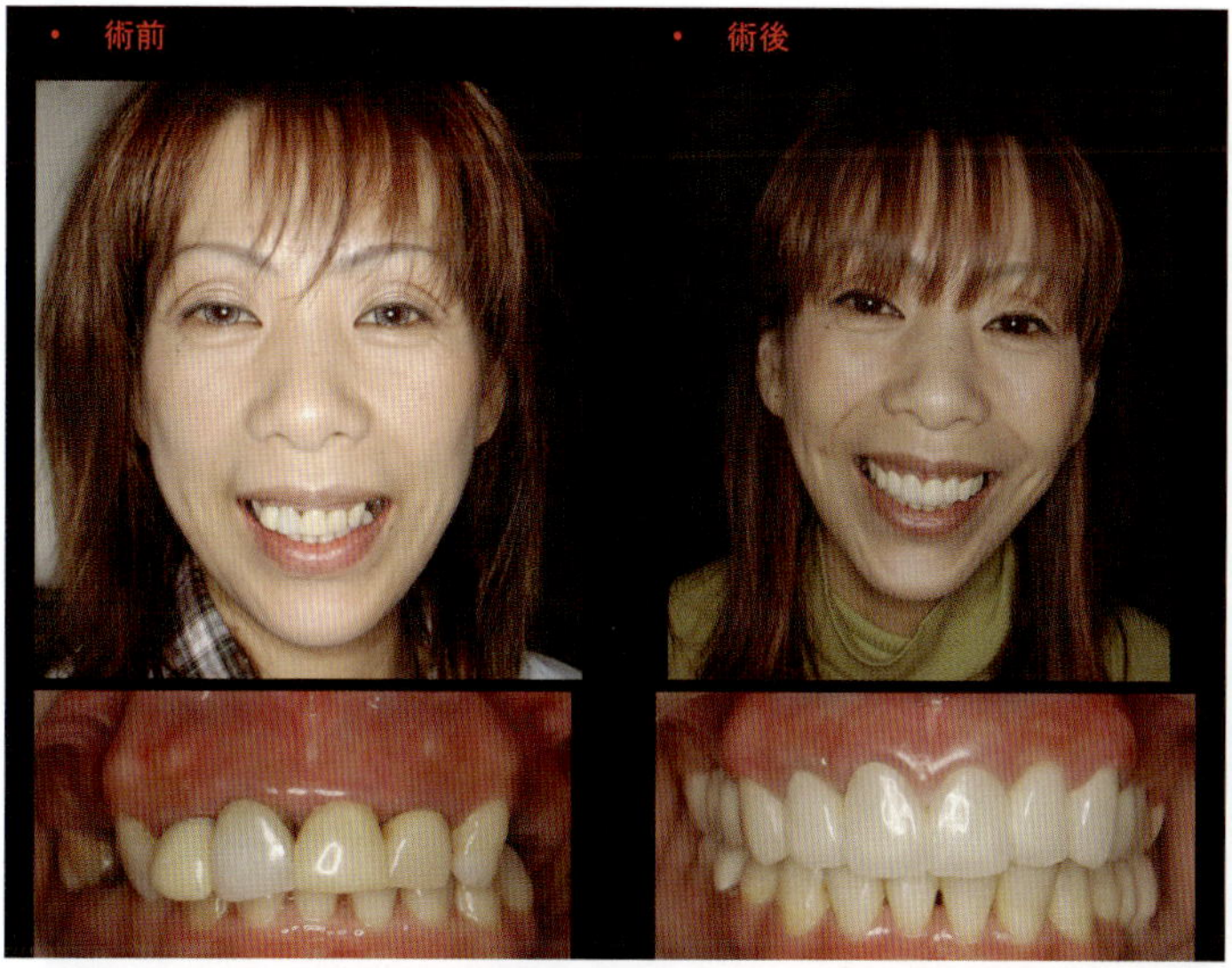

世界トップレベルの究極の審美治療（左右対称性の顔貌と歯列）

一人の患者に全身全霊をかけて治療
治療前に入念に患者の顔面の特徴を把握する

一人ひとりのかみ合わせと、見た目の美しさを大切にした歯科治療にこだわる中村院長は「一人の患者さんに全身全霊をかけて治療を行うのが私の診療スタイルです」

自費診療で完璧な治療を希望する患者に対しては膨大な時間とエネルギーを注ぎ治療していく。時には一日の治療が1人の患者で終わってしまう時もあるのだという。（自由診療時）

「私の行う治療は、虫歯や歯周病治療、歯がなければ入れ歯やインプラントなど、すぐに治療を行う従来の歯科医院とは違います。まず初めに応急処置的な治療を行い、次に顔面全体をチェックし、最終的にどのような仕上がりになるのかをイメージします」

「そのため、患者さん自身の顔貌と骨格・筋肉との調和を検査し、かみ合わせと歯列をチェックします。さらに歯茎と歯の状態をしっかりと診て、精密な診査・診断を行い、今後の治療の方向性をまずはきちっと決めていきます」

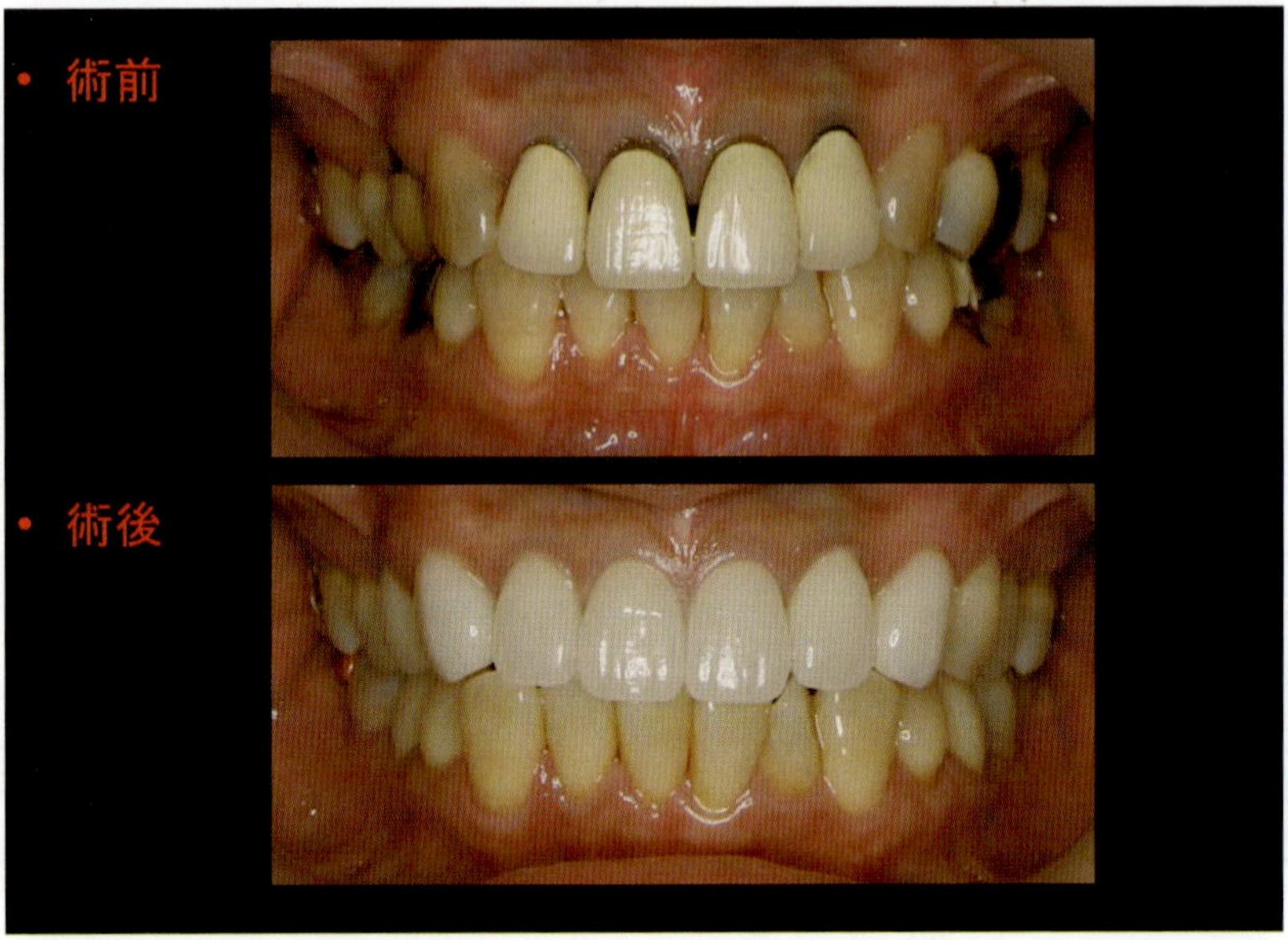

歯ぐきの色・歯と歯の間、歯の形と色　術前・術後の違いに注目

トップダウントリートメントと呼ばれるやり方で、治療を行う前に入念に顔面の特徴を把握し、姿勢も確認していく。普通の歯科医院では決してやる事のない中村院長独特のスタイルだ。

自然でバランスの取れた美しい仕上がりを意識
技術と設備、すべてに一流のこだわりを持つ

「どのような患者さんであっても治療する際は、いかに自然でバランスのとれた状態になるのかという事を念頭に置いています」と語る中村院長は、患者の歯の状態に合わせてインプラントやかみ合わせ治療（顎関節症）、歯周病治療、入れ歯、審美治療とかみ合わせを主体に治療を行っていく。

歯茎のライン、一つ一つの歯の大きさと色、どんな材質を使うべきかなど、細部に渡り考慮に入れながら、仕上がりの美しさをとことんこだわりぬいている。

治療に対するこだわりと同じく、院内設備にも大きなこだわりを持つ中村院長。「診療台はドイツ製のトップブランド、〝シーメンス〟を

使い、歯科材料も世界的メーカーのものを使用。歯科用CTも国内最高レベルのもので高精度の診断画像とコンピューターシュミレーションを揃え、医院全体がオペ室になっているような感じですね」

技術と設備、全てに一流を望む姿勢から中村院長のプロ意識の高さが伺える。

歯科治療をアート作品に昇華
真心を込めた満足のいく医療を提供

「私の歯科治療は他の先生の歯科治療と一線を画している部分がある。美を追求するという意味では、自分の治療は一種の芸術で、一流のアートだと思っています」

「これまで数多くの患者さんを治療してきましたが、その一人ひとりが私の作品といっても過言ではありません。理想は治療した患者さんの口に自分が惚れ、キスをしたいと思う程の出来にもっていくことなんです」

治療だけではなく、完璧な美しさをも求める中村院長は、患者一人ひとりに恋人のような愛情を注ぎこむ。

「〝この人を美しく治してあげたい！〟と思う気持ちも治療する上でプラスに作用し、凄く大切な事」治療に真心を込め、患者が満足のいく歯科医療を提供している事も中村院長が長年貫き通す医療スタイルだ。

中村歯科医院には口コミや評判、紹介などから南は九州、北は東北と全国から院長の治療を頼って一般患者はもちろん、歯科業界関係者や歯科医師、いわゆる同業歯科医師の患者も多くやってくる。

「色んな方面の方々からの要望もあってホームページも作りました。写真で見て頂く方が口で説明するより手っ取り早いという事もあり、治療のビフォーアフターの写真を載せています。私の行っている治療をわかって頂けると思いますので是非一度見て頂きたいですね」

ビフォーアフターの写真は歯の治療を施す事によって、どの患者も若々しさを取り戻し、口角があが

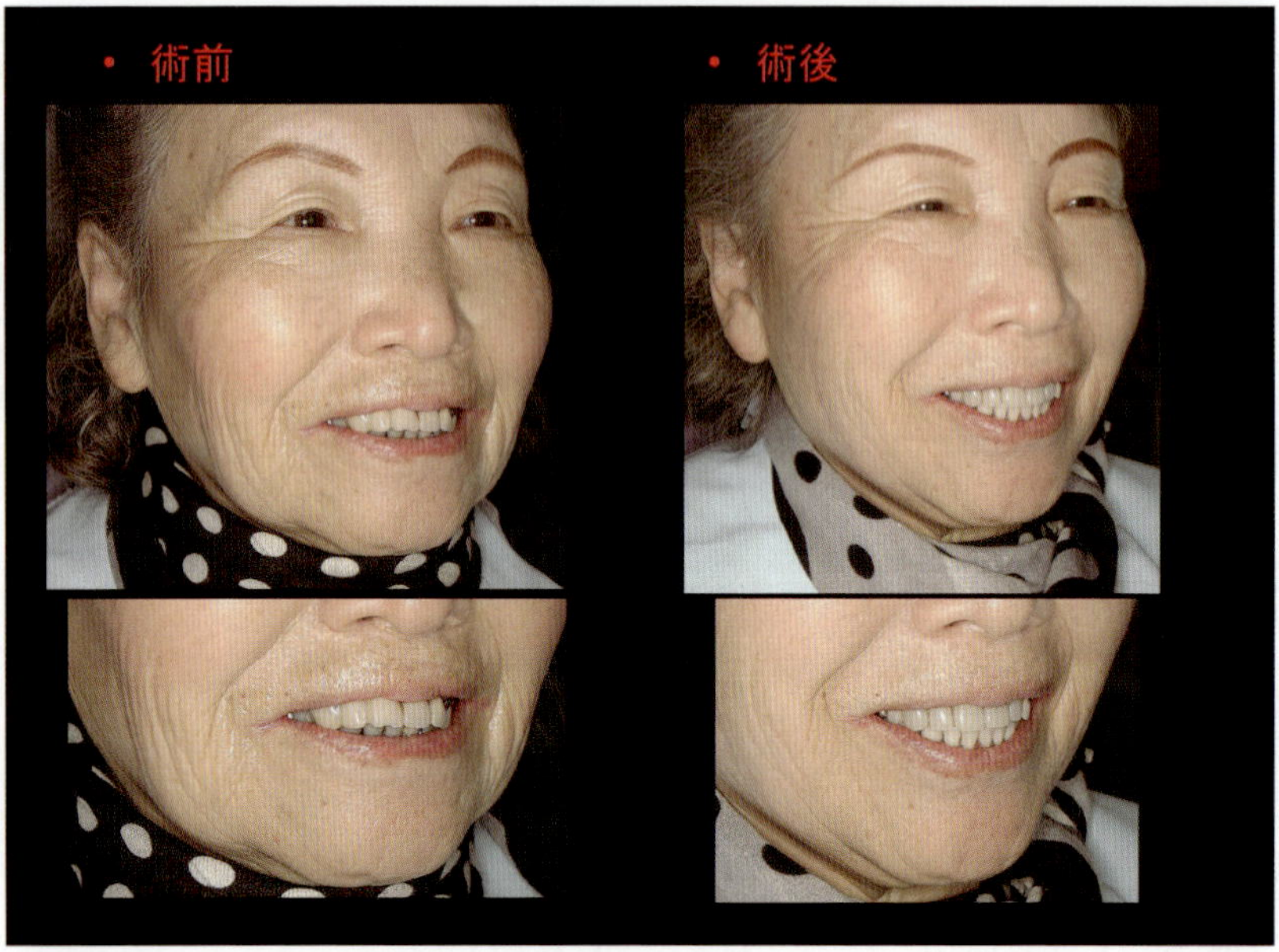

美容整形ではなく歯科治療だけで若返り治療（アンチエイジング）

り、目も生きいきとしている。何より自然な笑顔を作りだせるようになっている所が特徴的だ。

患者の笑顔が力の源
今の自分がいるのはスタッフのおかげ

皆、見事に顔の表情が晴れやかに変わっており、誰がみてもその変化は一目瞭然。口腔全体の健康を取り戻し、顔の表情にも輝きが生まれる治療は、高い技術を凝縮させた結晶であり中村院長にしかできない芸当だ。

「治療が終わって、今までになかったような晴れやかな笑顔を浮かべる患者さんを見ると喜びがこみ上げてきます。今までの苦労が吹き飛びますね」

「今後も一人でも多くの患者さんの笑顔を見るために、歯科治療のトータルクオリティを上げ、患者さんのＱＯＬ（生活の質）を高めるサポートをしていきたい」

誰とでもフランクかつ気さくに話し、頼れる兄貴的な存在感を醸す中村院長。豪快さと

中村歯科医院

男らしさのある反面、細やかな心配りと実直さと繊細さも併せ持つ。

若い頃より歯科治療の技術向上のため、努力と研鑽を繰り返し、〝ゴッドハンド〟という今の地位を築き上げてきた。

「今私がこうして多くの患者さんの治療や、学会・勉強会に没頭できてきたのは、長年一緒にやってきたスタッフの支えがあるから。そういったサポートしてくれる人達に対して、感謝の気持ちを忘れず、自分の培ってきた経験や知識を色んなところに還元できたらいいですね」

度々豪快に笑い、ユーモアと人情味に溢れ歯科界で最も頼りになる中村院長。五十歳。その人柄や技術に惚れ込み、多くの歯科の先生が集う。

PROFILE

中村公久（なかむら・きみひさ）

岐阜歯科大学卒業後、UCLA 大学にて歯周病及びインプラント治療を研修（ヘンリー教授、スマイラー教授に師事）。原宿デンタルオフィス山崎長郎氏に審美補綴を師事。SJCD 東京小濱忠一、新潟再生会榎本紘明の下審美インプラントを師事。明海大学歯周病講座。申基喆先生の下歯周外科を師事。イェテボリ大学にて歯周病を研修（リンデ教授の下歯周病を研修）。
日本顎咬合学会認定医、日本臨床歯周病学会会員、日本口腔インプラント学会認定医。ノーベルバイオケアインプラント講師。朝日大学非常勤講師（FixedProsthodontics）。

INFORMATION

中村歯科医院

■ 所在地

〒 529-1313　滋賀県愛知郡愛荘町市 818
TEL　0749（42）5851
URL http://www.nakamura-implant.jp/

■ 診療内容

インプラント、義歯・入れ歯、審美歯科、アンチエイジング、顎関節及びかみ合わせ治療

■ 診療時間

	月	火	水	木	金	土	日	祝
午前	○	○	○	×	○	○	×	×
午後	○	○	○	×	○	△	×	×

午前の部　午前 9：00 ～ 12：00
午後の部　午後 15：00 ～ 19：00
（土曜日は 18：00 まで）
休診日　木曜・日曜・祝祭日

信頼の主治医 Interview

Doctor who can rely on

50年の臨床と幅広い経験で、関節リウマチなどの難病患者と向き合うスペシャリスト

医療法人 中山内科リウマチ アレルギー科 —— 理事長・院長 中山 志郎

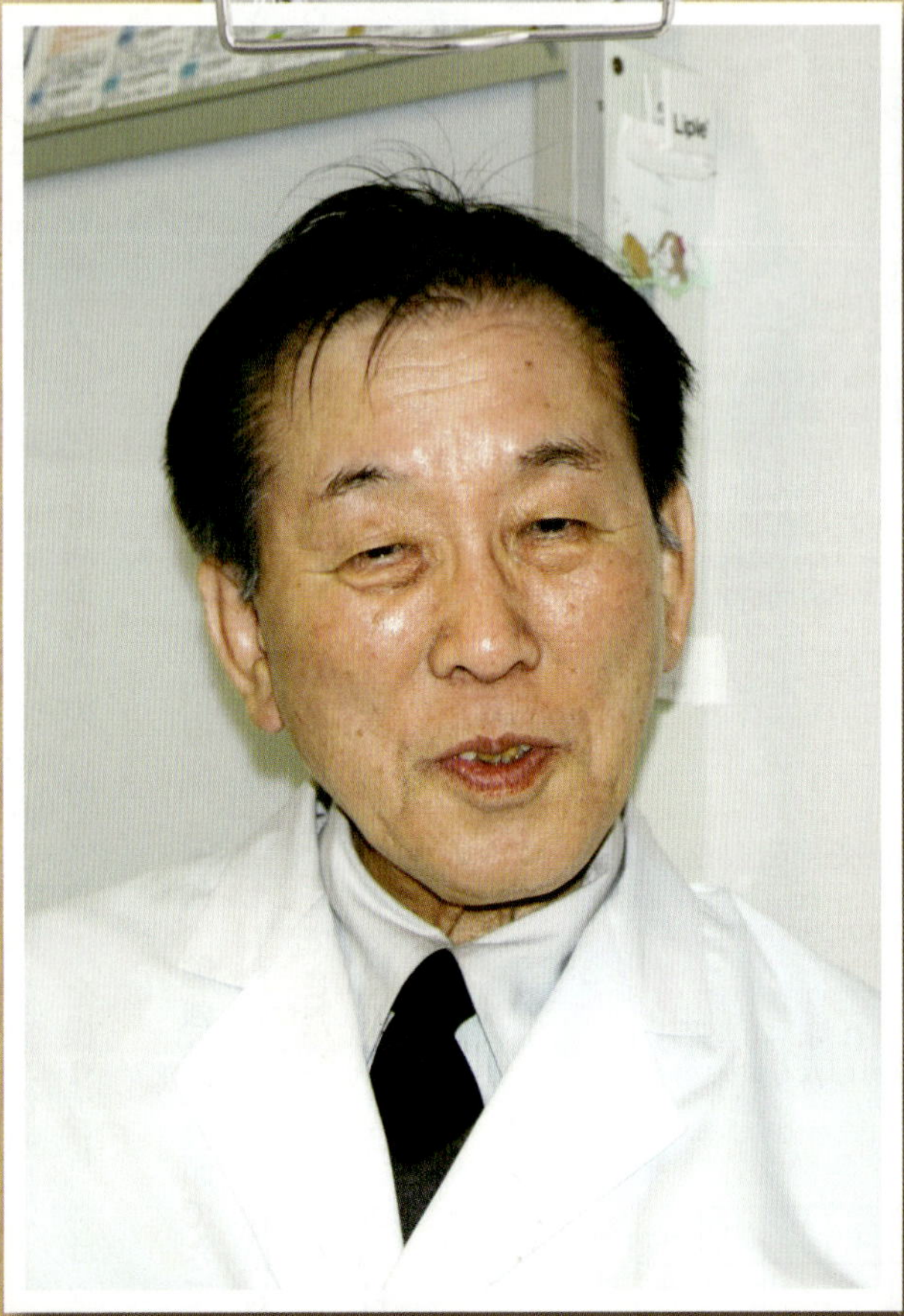

「毎日を笑って過ごすプラス思考が病気の発症や進行、悪化を予防するために大切です」

「リウマチ性疾患」とは全身の関節や筋肉、骨、などの運動器官に痛みの起こる病気のすべてを指し、この中には関節リウマチ、各種膠原病、変形性関節症、および最近注目されている線維筋痛症などが含まれる。

神戸ハーバーランドにある中山内科リウマチ　アレルギー科は関節リウマチや全身性エリトマトーデス、強皮症などの膠原病、及び骨髄異形成症候群、真性多血症、慢性白血病、多発性骨髄症、特発性血小板減少性紫斑病などの血液疾患や免疫不全症といった、いわゆる難病患者を対象とした専門クリニックだ。

院長の中山志郎氏が京大病院や国立京都病院、神戸市立中央市民病院免疫血液内科で約30年間にわたって白血病患者の化学療法や骨髄移植、各種膠原病患者の治療を担当した経験が、診療に生かされている。難病の専門性には定評があり、近隣のみならず九州や東海地方など遠方からも患者が訪れる。

生物学的療法は全身管理が出来るリウマチ専門医に

「関節リウマチは最も多く、わが国での患者数は50万とも100万人とも言われています。原因不明の難病ですが、最近は各種のサイトカインが発症や病像の進展に関与することが明らかになりました」

関節リウマチは基本的にはリマチル、アザルフィジン、メトトレキサート（MTX）などの抗リウマチ剤により治療されているが、これらの薬剤の効果が乏しく関節の破壊や変形が進行し、寝たきりの廃人となる患者も少なくはなかった。

しかし最近は数年の間に分子レベルで働き、関節の破壊や変形を抑える抗サイトカイン療法が開発され、関節リウマチの予後が画期的に改善されるようになった。

「生物学的療法とも呼ばれ、現在わが国では5種類（レミケード、エンブレル、ヒュミラ、アクテムラ、オレンシア）の製剤が使用可能になりました。この治療法は発症の早期に行うほど効果的であることが明らかにされています」

しかしこの生物学的療法にも問題は少なくないと中山院長はいう。

「まず非常に高価で自己負担は年間60万円以上です。すべての患者さんに使用するとわが国の保険医療がパンクするという事態にもなりかねない。また急性肺炎、肺結核、敗血症などの重症感染症や間質性肺炎のような副作用も無視できません」

元来、関節リウマチは肺、肝、腎、心臓などにしばしば病変が認められる多岐にわたる全身病である。そのためには、現在乱用傾向にある生物学的療法が、真に必要かを選択できることや全身管理が出来るリウマチ専門医、特に内科医による適切な投与が必要とされるのだ。

関節リウマチと症状が類似する各種膠原病

リウマチ性疾患の中でも、全身性エリテマトーデス、強皮症（進行性全身硬化症）、多発性筋炎および皮膚筋炎、混合性結合組織病、シェーグレン症候群などが膠原病と呼ばれている。

「膠原病は副腎皮質ステロイド剤や免疫調整剤で治療されていますが、過去30年間にわたり画期的な薬剤の開発はされていません」

特に強皮症に対してはすべての薬剤は無効に等しく、新しい治療法が望まれているのが現状だ。ただ最近、ステロイド剤抵抗性の全身性エリテマトーデスには生物学療法の治験が成されつつあると中山院長は話す。

近年、世界的に増加しつつある線維筋痛症は80％が女性

原因不明の全身の関節痛や筋肉痛、不眠、うつ病などの精神神経症状をはじめ、過敏性腸症、過活動性膀胱、ドライアイやドライマウスなどを主症状とする病気が線維筋痛症で、近年、世界的に増加しつつあることが指摘されている。

「わが国でも厚生労働省研究班の調査では人口の1・66％、200万人以上の患者がおり、その80％は女性で特に働き盛りの30～40歳代に発症します。長期間にわたる激しい疼痛のため、社会的にも大きな問題となっています」

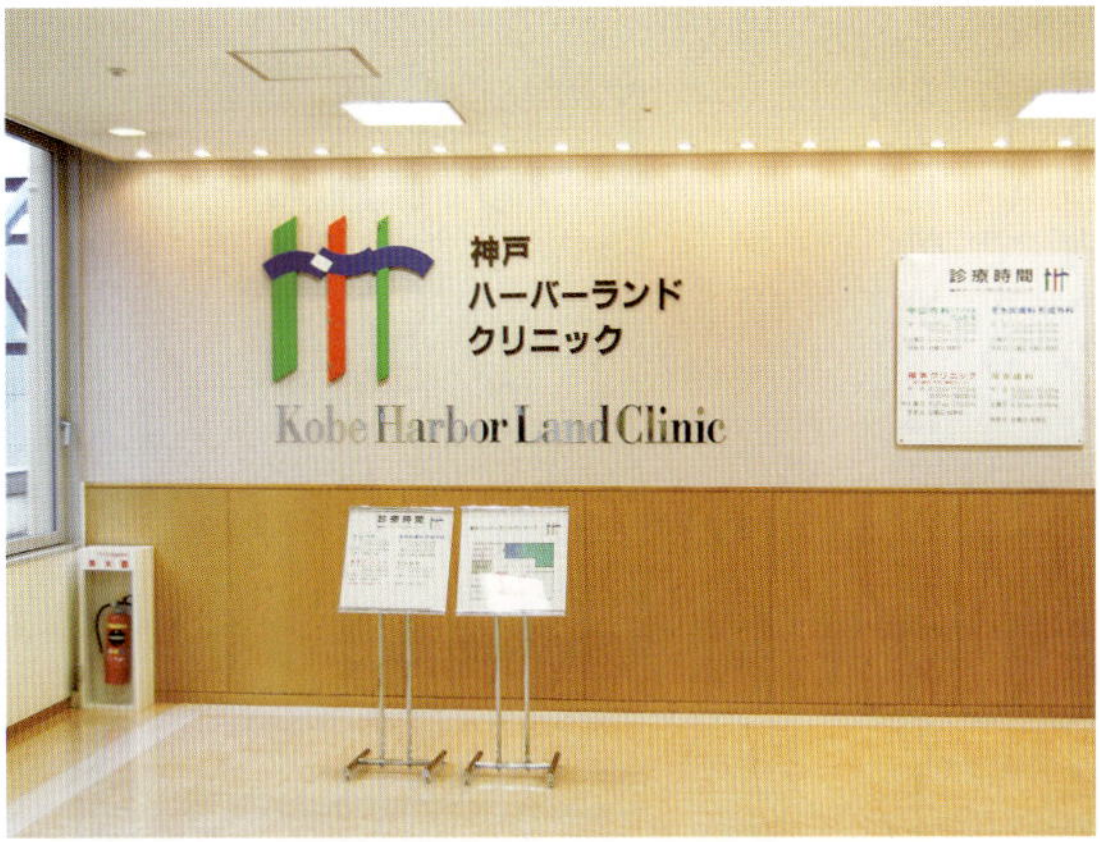

神戸ハーバーランドにある中山内科リウマチ　アレルギー科は、いわゆる難病患者を対象とした専門クリニックだ

線維筋痛症はリウマチ専門医や精神科医による種々の治療が試みられているが、決定的なものはなく2010年に線維筋痛症学会が発足し、ガイドラインも作成されている。

「なお線維筋痛症は、痛みと精神神経との関連を示すものとして重要です。例えばあらゆる治療に効果がない五十肩、肩こり、頑固な腰痛症などがデパスなどの抗うつ剤で劇的に良くなることが、日常的によく知られています。また痛みとは関係がありませんが重症の花粉症やアトピー性皮膚炎も抗うつ剤の服用により、治ることがあります。多くの病気が身体の深い所で精神神経と関連していることを示すものとして、最近注目されている分野です」

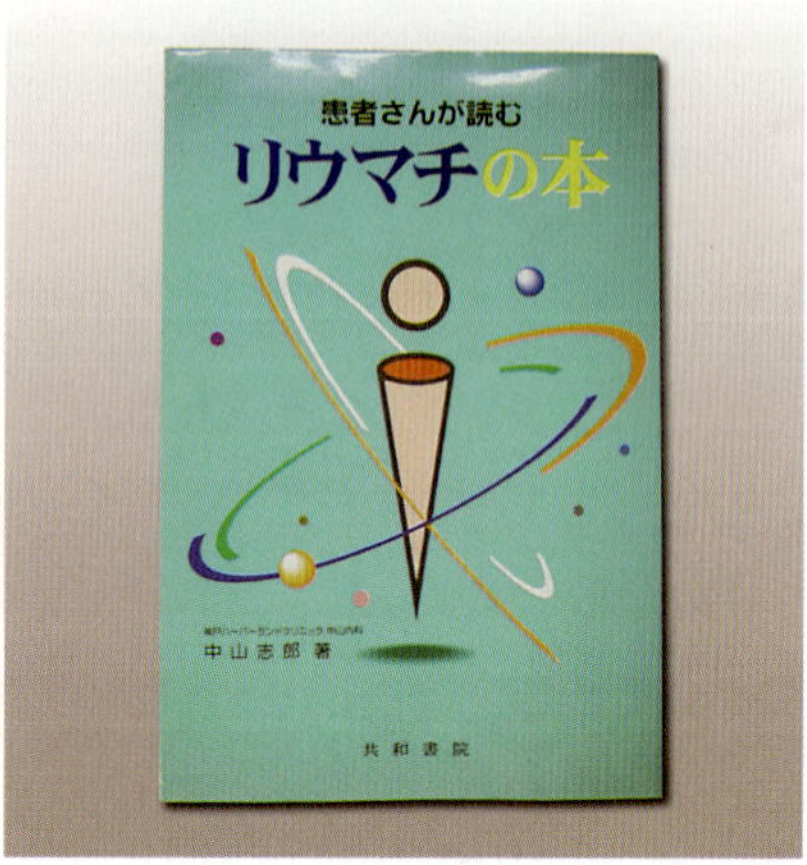

中山院長の著書「患者さんが読むリウマチの本」

変形性関節症は長寿化とともに増加の傾向に

加齢により関節軟膏の隙間が狭くなる疾患が変形性関節症で、中・高年層によく見られる。

頻度の高い関節は膝や股、足趾、手指などで特に指尖に近い遠位指節にこぶ状の硬い突起が出来ることがあり、指曲がり症やヘバーデン結節と呼ばれている。関節リウマチと誤診されることも少なくない。年齢や肥満、外傷などが危険因子で、遺伝的背景やホルモン異常も推測されている。

「わが国では2千万人以上の患者がいると推定されており、人口の長寿化とともにさらに増加すると考えられています。ちなみに性別では女性は男性の1・5倍多い。この治療は非ステロイド性消炎剤で治療しますが、効果は乏しいですね」

関節腔内へのステロイド剤やヒアルロン酸注入療法もしばしば行われている。ヒアルロン酸注入が有効か否かについては議論されているが、かえって悪化する例の多い印象を受けると中山院長は話す。

また変形性関節症は、関節軟骨下骨にも脆弱性があり、骨強化作用のあるビスホスホネート製剤が有効であることが確認されている。

テレビCMなどで盛んに宣伝されているグルコサミンやコンドロイチンも効果は不明で、さらなる検討が必要だそうだ。

膝関節は固定装具は初期には効果があるが、長期的には進行の抑制作用があるかは疑問が残る。さらに変形が進行して歩行困難となれば、膝関節や股関節の人工関節置換手術が必要となる。

「なお、変形性関節症には過度の歩行は良くない。何回も膝を屈伸することや、椅子に腰掛けて片方の膝を前に伸ばす筋肉の強化鍛錬が最も効果があります」

ストレスがリウマチや膠原病の発症誘因になる
毎日を笑って過ごすプラス思考で病気の発症や進行を予防

関節リウマチや膠原病の発症の原因は明らかではない。原因はさまざまあるが、遺伝的要因や微生物の感染、精神的や肉体的ストレス、性、妊娠、分娩などが関与すると考えられている。

「全身性エリテマトーデスが親子や同胞など同一家系内に発症の多いことから遺伝的要因ではないかと推測されている。しかし、血友病や色盲などのように優勢遺伝するのではなく、多くの遺伝子が複雑に絡み合って素因を作っていると考えられています。また発症は、初潮を過ぎた若い女性に多く、男女比は10倍以上と圧倒的に女性が多い。このことから発症に女性ホルモンが関係する可能性があるといわれています」

また関節リウマチも女性が圧倒的に多く、患者数の約80％を占めている。しかし性ホルモンの分泌が低下する高齢者では男女差はほとんどみられなくなる。

微生物の感染に関しても、古くからウイルス感染による可能性があると推測されてきた。現在でもＥＢウイルスやパルボウイルスとの関連が疑われている。

「中でもストレスやショックは、発がんやウイルス感染を抑えるＮＫ（ナチュラルキラー）細胞が減少することが実験的に証明されている。このようにストレスは免疫力を低下させることにより、リウマチや膠原病の発症誘因となるだけではなく、すでに発症している場合には増悪因子となりうる可能性があります」

「昔から1回笑うと寿命が1日延び、1回怒ると寿命が1日短くなるといわれています。また笑う門には福が来るという諺も、ストレスが健康に与える影響を経験的に示すものでしょう。古くからリウマチ患者さんの気質として、悲観的な性格が指摘されている。くよくよせず、人生の良い面のみをみつめて、毎日を笑って過ごすプラス思考が病気の発症や進行、悪化を予防するために大切です」

なお長生きは長寿家系という遺伝的要因が一〇〇％関与すると考えられてきたが、最近の研究では25％は遺伝、残りの75％は食事、生活様式などの後天的な環境要因が関係することが明らかにされている。

「免疫とは文字通り、病気から免れるという意味で、生体にとっては有利な現象です。病原微生物から体を守るときや、がんの発症や進展を抑える場合には大切な反応です」

しかし、免疫は必ずしも生体に有利な現象ではなく、免疫力が異常に強くなって様々な病気が惹起されることがある。

「この異常に強くなった免疫反応により、自分の体の一部が破壊される病気の代表的例がアトピー性皮膚炎や花粉症及び関節リウマチや膠原病です。制癌剤の一種であるＭＴＸ（注1）や、強力な免疫抑制作用のある、生物学的製剤が関節リウマチに使用されるのはこのためです」

50年間、一途に難病と向き合う毎日
多忙な臨床の傍ら数多くの医学論文を発表する学究肌

幅広い臨床と経験を活かし、いわゆる難病と呼ばれる患者を対象とした専門クリニックを平成四年に立ち上げた。

「専門が白血病などの血液疾患やリウマチ疾患、膠原病などであったため重症患者を多く診てきました。勤務医時代は休日も夜間も出勤といったハードな毎日でしたね」と振り返る。

医療法人 中山内科リウマチ アレルギー科

中山院長は多忙な臨床の傍ら、年間に二十〜三十本もの医学論文をまとめる学究肌の医師で、日本リウマチ学会をはじめ、数多くの学会で評議員も務めている。
最新治療を駆使した幅広い知識と豊富な臨床経験を積んだ中山院長の存在は、今後も関節リウマチ疾患や難病に悩む患者の大きな希望と救いとなるに違いない。

（注1）MTX（メトトレキサート）について

MTXは抗リウマチ薬の中で最も優れた効果を示し、X線上でも関節破壊抑制効果が認められている。リマチル、アザスルフィジンENでは効果が発現するまでに約8週間を要するのに比べ、約4週間で関節の腫張、疼痛の改善が認められる。MTXの副作用は悪心などの胃腸障害、口内炎、脱毛、全身倦怠感、肝障害、腎障害、間質性肺炎、血液障害（白血球減少、血小板減少、貧血）などである。

肝障害、腎機能障害、間質性肺炎を合併する患者、アルコール常飲者に対しては禁忌、あるいは慎重に投与しなければならない。MTX副作用防止のために服用翌月に葉酸（フォリアミン）5㎎を投与するのが一般的である。

MTXとリウマトレックス錠（後発品メトレート錠）はいずれも成分がメトトレキサートで、全く同じ薬剤。しかし、わが国ではリウマトレックス（メトレート）のみが抗リウマチ薬として承認されている。リウマトレックスはMTXの約10倍の薬価であり、一物二価という不思議な状態になっている。なおリウマトレックスは1週間最高8㎎で認可されて来た。しかしこの量では効果が乏しいことが多く、2011年3月から1週間最高16㎎までが使用可能となった。

PROFILE

中山志郎

（なかやま・しろう）

1933年富山県生まれ。京都大学医学部卒業。国立京都病院、京都大学医学部第2内科勤務後、神戸市立中央市民病院内科医長、同病院免疫血液内科部長。1992年神戸ハーバーランドクリニックに中山内科リウマチアレルギー科を開設。医学博士。日本リウマチ学会認定専門医。日本リウマチ学会、日本臨床リウマチ学会、日本血液学会、日本臨床血液学会、日本網内系学会、日本内科学会近畿地方会、日本血液学会近畿地方会などの功労会員を務める。
趣味は文学散歩。名作の土地を訪れる旅。
著書「患者さんが読むリウマチの本」（共和書院発行）など。

INFORMATION

医療法人
中山内科リウマチ
アレルギー科

■ 所在地
〒650－0044
兵庫県神戸市中央区
東川崎町1－7－4
ニッセイダイヤビル7F
TEL. 078（360）1835
FAX. 078（360）1837

■ 診療科目
内科・リウマチ科・
アレルギー科

■ 診療時間
午前 9：00〜12：30
午後 15：00〜17：30
休診日 木曜午後・土曜午後・日曜・祝日

お産を通して子育ての楽しさ伝えたい
安全・安心を徹底した産科医療のスペシャリスト

医療法人 西川医院 ―― 院長 西川 正博

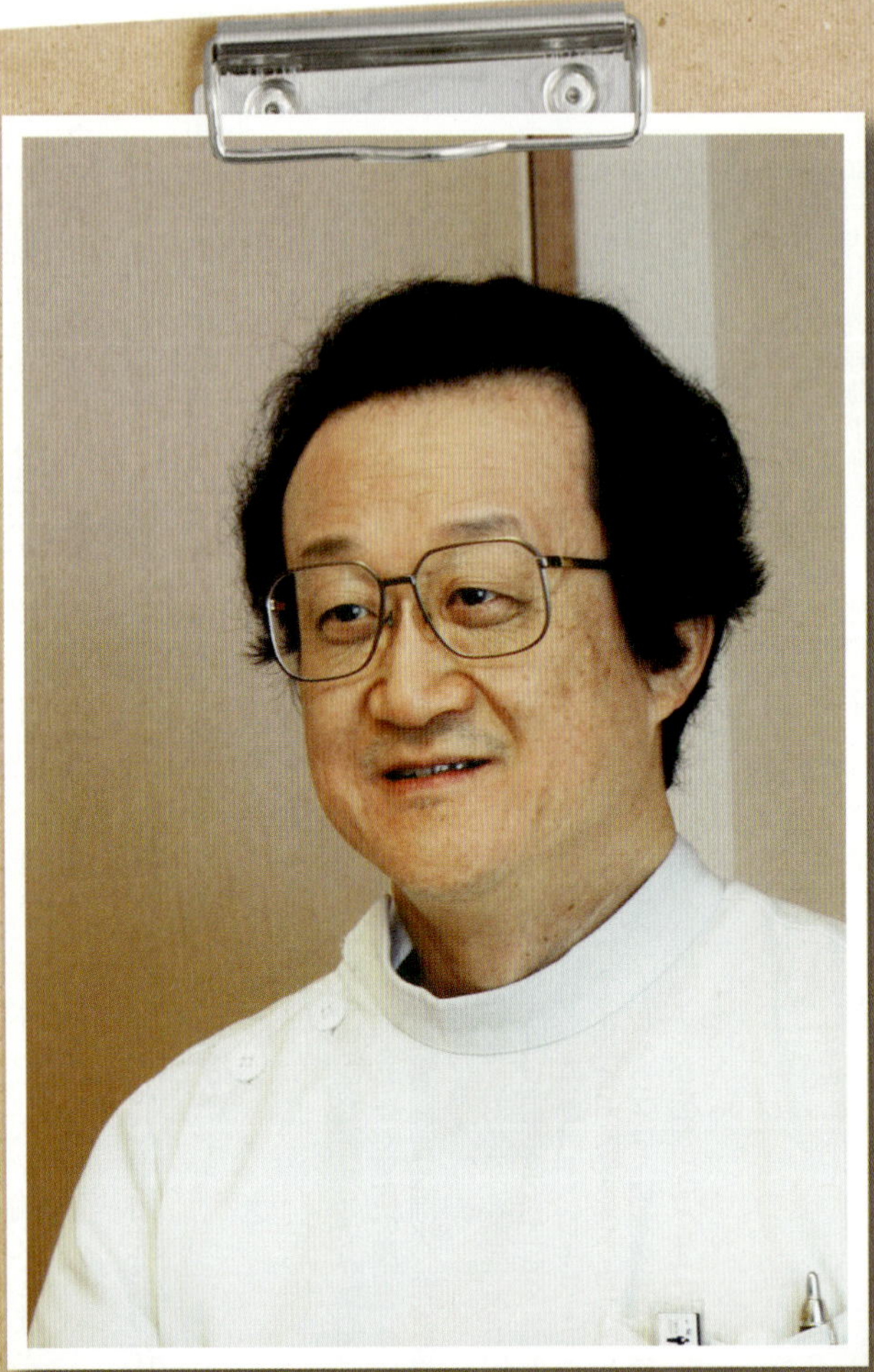

「お母さまが“またもう一人子供を産みたい”と思っていただけるお産が私の理想なんです」

人生において大きな転機となるお産。昔から妊婦にとっては命がけの行為といわれてきた。医学が発達した今でも、二百五十件に一件の割合で、出産のとき母体の生命が危険な状態に陥るケースがある。出産のリスクは今も昔も全く変わりはない……というのが産科の現状だ。

そんな中、安全なお産と産前産後のケアを徹底し、子育ての楽しさをも伝えていこうと日々奮闘しているのが産婦人科西川医院の西川正博院長である。

昭和六十一年の開院以来、二十五年間に二万を超えるお産を手掛け、お産のスペシャリストとして日本の産科医療を力強く支えてきた。

「頑張って子供を産もうとするお母さま。必死に出てこようとする赤ちゃん。この二人をサポートするのが私たち産科医の仕事です。一番大変なのは私たちスタッフではなく、子供を産むという力の限界に挑戦するお母さまと、生まれてくる赤ちゃんです」

輝きと煌めきのある命の誕生
硬膜外麻酔分娩で〝ゆとりのお産〟を実現

奈良県出身の西川院長は、関西医科大学を卒業後、勤務医を経て父親の跡を継いで産科婦人科西川医院の開業医としてのスタートを切った。昭和六十一年一月のことだ。

「過酷な勤務形態や、訴訟リスクなどネガティブな事ばかりいわれますが、産科はそれらを凌駕して余りあるほどのやりがいと魅力に溢れた仕事ですよ」

生命誕生という神秘的な瞬間に魅了され、産科医の道を志した西川院長は、「命の誕生には他では味わえない輝きや煌めきがあります。生命の危険と常に隣り合わせといえるように、確かに大変なことではありますが、困難を乗り越え無事に子供が生まれ、お母さまと握手して喜びを分かち合う瞬間に立ち会うと、全ての苦労が吹き飛んでしまいます」

母親と出産の感動を分かち合い、〝ゆとり〟を持ったお産の実現を目指す西川院長は、お産の苦しさを少しでも和らげるため、ソフロロジー法などを取り入れた和痛分娩や、日本では数少ない麻酔分娩（無痛分娩）も積極的に取り入れている。

「激痛から、疲労困憊になった状態でお産を終えるより、痛みを和らげ心身共にゆとりを持った状態でお産を終える方が、お母さまも生まれてきた子供により深い愛着を持ち、子育ての高いモチベーションに繋がっていきます」

痛みへの恐怖が無くなる事で妊娠ライフが楽しいものになる。さらに痛みを抑えた出産を行う事で余裕を持って赤ちゃんを産み育てることができる。こうした事から産前産後をポジティブな気持ちで過ごす事が出来るようになるというわけだ。

「麻酔分娩は全く痛みを感じない完全無痛が目的ではなく、若干の痛みは感じますが、十分コントロール出来るまでの鎮痛作用と筋の弛緩によってスムーズな分娩が可能になります。お産の時間が短縮でき、妊婦の方々にとっての負担を大きく軽減する事ができます」と説明する西川院長。

欧米ではすでに浸透している硬膜外麻酔分娩は、高血圧の妊婦や痛みに弱い人、リラックスしてお産に臨みたい人に最適な分娩法だという。

「痛みや苦しみを軽減し、感動を実感しながらのお産をすることにより、お母さまが〝またもう一人子供を産みたい〟と思って頂けるお産が私の理想なんです」

今現在、子供の虐待や、赤ちゃんポストなど子育て放棄が大きな社会問題となっているが、西川院長はお産を通じて、生命の尊さや大切さ、子供を育てるという事がいかに楽しいかを母親に伝えていこうと尽力している。

ログホールでくつろぎと安らぎの空間を24時間対応の託児施設で母親をサポート

最近浸透しつつある4D超音波検査装置も、西川院長は早くから導入している。

「この装置は、立体的な動画でおなかの中の赤ちゃんをリアルタイムに見る事ができ、赤ちゃんの表情や手足の動きが手に取るようにわかります。成長の過程を見守りながら、生命の誕生を身近に感じる事ができ、妊婦さんもお腹の中の子供に大きな愛情を抱いて頂けます」とその効用を解説する。

妊娠・出産という長期に渡る一大イベントを安全で楽しいものにし、人生の中で素晴らしい想い出にして欲しいと願う西川院長は、一九九九年に医院近くにログホールを設置した。「お母さま方がサークルなどを作り、情報交換のできるコミュニティの場をつくりたかった」と、くつろぎと安らぎの空間をコンセプトに、毎週趣向を凝らした様々なイベントを実施して妊婦や家族に憩いの場を提供している。

「診察の順番を待つ間、また診察がない日でも医院の診察券を持っている方であればどなたでも使って頂けます」

ここでは、ピアノやフルートなどはもちろんオーボエやマリンバ、ハープ、ホルン、さらには琴や尺八など普段身近に聞く事の出来ない珍しい楽器を奏でて、心が落ち着く音楽コンサートを実施している。さらにプリザーブドフラワー教室、本格的なカメラ

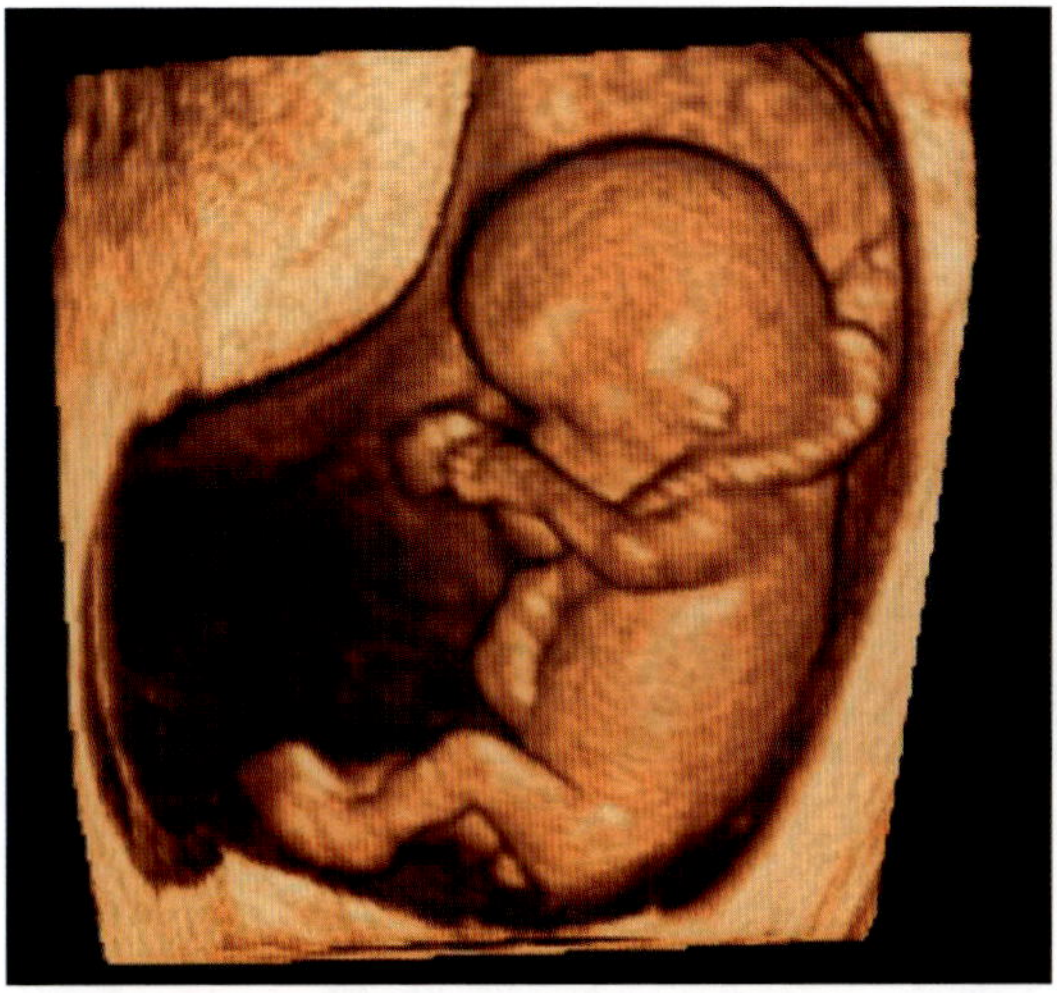

4D超音波検査装置でおなかの中の赤ちゃんをリアルタイムに見ることができる

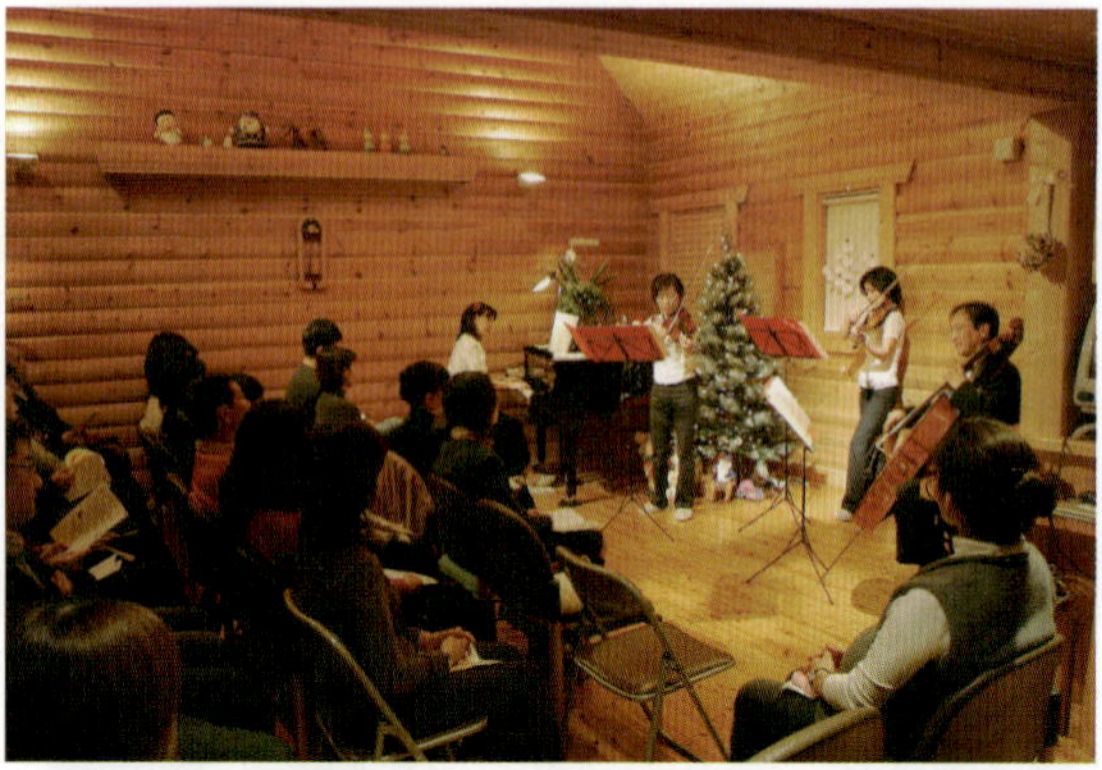

心が落ち着く音楽コンサートを開いている

スタジオでのマタニティフォト撮影会なども開催する。

イベントの無い午後などは、個々の利用者が昼寝をしたり、映画、音楽を楽しんだりと、木で囲まれた清潔な空間で、ゆったりとした時間を過ごす事ができる。「お母さま同士、カフェでくつろぐ感覚で情報交換の場としても利用されています」

昨年の四月には、医院の隣にNLCアネックスという託児施設を設立した。「お母さま達が安心して出産できるよう、入院から退院まで兄弟・姉妹のお子さまを専門の保育士が預かります」

すべては母親と子供のために
マタニティカーニバルで情報発信

西川院長がいうように、産後、「ひとりになってゆったり過ごしたい」、「子育てに行き詰った」、「夫婦水入らずでどこかに出かけたい」といった、様々な事情やニーズに合わせて託児施設を利用する事もできる。

「うちの医院で出産して頂いたお母さまたちを対象に、少しでも子育てをサポート出来ればという思いもあって設立しました。夜中、緊急のお産の時でも、お子さまと一緒に入院に来られたら、すぐに担当の保育士が駆けつけて、お子さまたちをお預かりする事もできます」

母親が安心してお産に集中できるなど、万全のサポート態勢を整えている。

４Ｄ超音波検査装置や麻酔分娩など、医院での先端医療を駆使した診療に加え、託児施設やログホールを備え、何度でもお産がしたくなると思わせる行き届いた心配りと楽しい演出で、最高のおもてなしを母親に提供する西川医院。

「全てはお母さまと子供たちのために」という西川院長の基本的なスタンスに基づいて、医療技術や快適なサービスは日進月歩の進化発展を遂げている。

「お母さまが出産や子育てに興味を抱き、理解を深め、最終的には出産の素晴らしさや、子育ての楽しさを感じて貰える事が私の理想です」と語る西川院長。

こうした想いから、二〇〇六年より産科医が集まって開催しているマタニティカーニバルにも毎年参加している西川医院。「こうした子育て支援の集いやお産・子育てに関する最新の情報発信の場を通じて、若いお母さま方をはじめ、多くの人にお産と子育ての素晴らしさを広めていきたいですね」

チーム医療で安全かつ感動のできるお産を〝仕事は楽しく〟をモットーに

毎年6～7月の土曜日、日曜日の2日間に渡って行われているこのイベントも、二〇一一年の開催が実現すれば6回目を迎える予定だという。「産科の分野は医療の技術など数年毎にダイナミックに進化しています。そんな中、カーニバルのような最新の情報に触れたり、情報を提供できる場を今後も増やしていきたい」

医院独自で行う情報発信にも力を注ぎ、ログホールやNLCアネックスを使って、産科に特化した企業とのコラボ企画を様々実施している西川院長。

「今は二十社の企業の方々と共に、アネックス一階でマタニティグッズの展示・販売を行っています。ネットでの買い物とは違い、商品をじかに触って、手触りや肌触りを実感して頂けるメリットがありますし、百貨店に行く手間が省けます。お産した場所で厳選したものを選ぶ事ができるんです。また、商品を提供して頂く企業の情報発信の場にもなり、お母さま方や企業の方々にも喜んで頂いています」企業と母親の

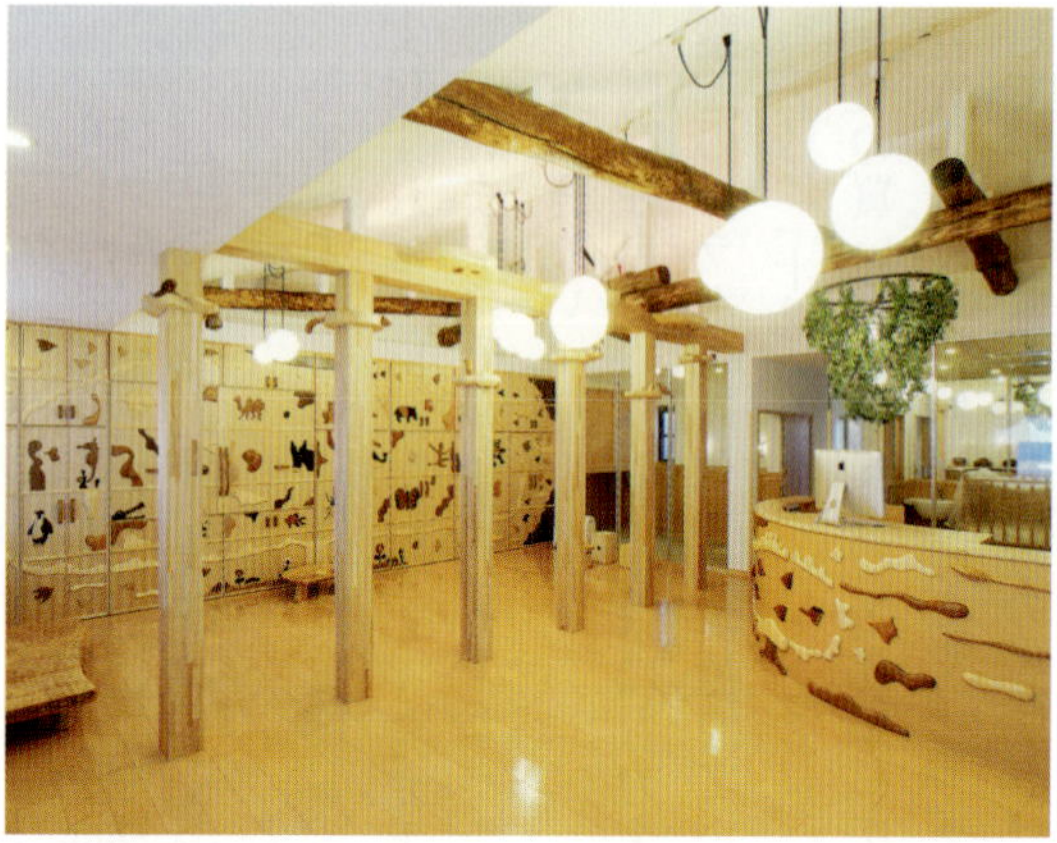

専門の保育士がお子さまを預かる託児施設を備えている

橋渡し的存在として、産科だからこそできる役割を担っている。

多くの夢や感動を生みだす西川医院で働くスタッフは総勢百人。一人ひとりが西川院長の考えを実践し、母親や家族に確かな医療と感動を与えるため、懸命に働いている。

「産科はチーム医療が絶対不可欠。皆が協力してお母さまに安全で感動のある出産をして頂くという気持ちが大切です」

西川院長への定時報告や、定期的なミーティングなどで、スタッフ同士コミュニケーションを密にとり、医院を利用する母親の情報を皆で共有、1人の母親をスタッフ全員で支えるというスタンスを徹底させている。

「どんな仕事でもそうだと思いますが、山あり谷ありある仕事を長く続ける秘訣は、自分のやっている仕事を楽しみ、モチベーションを高く保つこと。ログホールでのパーティーやコンサートは、お母さま方のためというのももちろんありますが、スタッフ一人ひとりが楽しい気持ちになり、〝これからも頑張ろう〟というモチベーションアップに繋がるんです」

仕事を楽しむという姿勢を大切にする西川院長は、赤ちゃん用品のデザインを自ら考え、新たな企画なども自らが積極的に考えるという一面も。

若い産科医に自分の経験を伝える お産と子育ての素晴らしさを広めたい

「命の誕生に携わるという仕事が、自分の人生の全てになっていますね」としみじみ語る。

医師になって三十六年、産科一筋で様々な現場を経験してきた西川院長。今後、安全なお産と情報発信に力を入れていく一方、今まで経験してきた自らの経験や知識を、若い世代に伝えていくことにも力を注いでいきたいという。

「技術を伝えつつ、産科という仕事を心から愛してくれる人を育てていきたい。産科はしんどい事ばかりでは決してありません」ここ数年、絶滅危惧種といわれる程、産科医不足は深刻な問題になっていたが、昨年あたりから増加傾向にあり、若い世代からも産科の仕事が見直されているのが現状だ。

西川医院でも産科の若い医師を受け入れ、第一線の現場でしか経験できないようなお産の実際を学ぶ場としても活用され、後進の育成活動も盛んだ。

「今は生活環境や社会構造の変化などを背景に晩婚化が進み、少子化が叫ばれています。そんな今だからこそ、お産や子育てが、いかに素晴らしい事であるかをどんどん皆に伝えていきたいですね」

どんな時でも瞳を輝かせて楽しそうに話す西川院長。産科という仕事を愛し、子供と母親を愛し、慈愛に溢れた穏やかな佇まいがとても印象的なドクターだ。

PROFILE

西川正博（にしかわ・まさひろ）

奈良県出身。関西医科大学卒業後、同大学附属病院で産科主任を経て、父親の跡を継ぎ昭和61年1月15日西川医院を継承。院長。

INFORMATION

医療法人 西川医院

■ 所在地
〒545－0001
大阪市阿倍野区天王寺町北2－16－10
TEL　06（6714）5218
HP　http://www.nlc1.net/
Web 予約
URL http://www.webyoyaku.jp/nlc

■ 診療科目
産婦人科・内科・小児科

■ 診療時間
月～土　午前診 9：00～12：00
　　　　午後診 17:00～19:00
但し水・土は 9：00～12：00
休診　日曜・祝祭日

■マザーリングルーム
マザーリングとは「母子のふれあい」という意味があります。西川ハイツ2Fマザーリングルームは、母子がふれあえる母乳育児を応援するお部屋です。おっぱいのことで、何か不安なことがある場合は、ぜひ赤ちゃんと一緒に相談に来てください。

■西川倶楽部
西川倶楽部では、お母さまが診察や受診、母親教室に参加されている間、専門の保育士がお子さまをお預かりしています。

■ NLC アネックス NAVI
企業の情報発信の場として、様々な企業が参加し商品の情報提供、展示、販売、大型スクリーンにより広告を展開。専属スタッフのきめ細かい商品説明や案内等のもとに商品を直接確かめることのできる展示ブースや販売コーナーが設置。西川医院と企業によるコラボセミナーも随時開催。

信頼の主治医 Interview

Doctor who can rely on

睡眠時無呼吸症候群治療のスペシャリスト

いびきを治して睡眠改善　良い人生は良い睡眠から

にしむら耳鼻咽喉科 ―― 院長　西村　明子

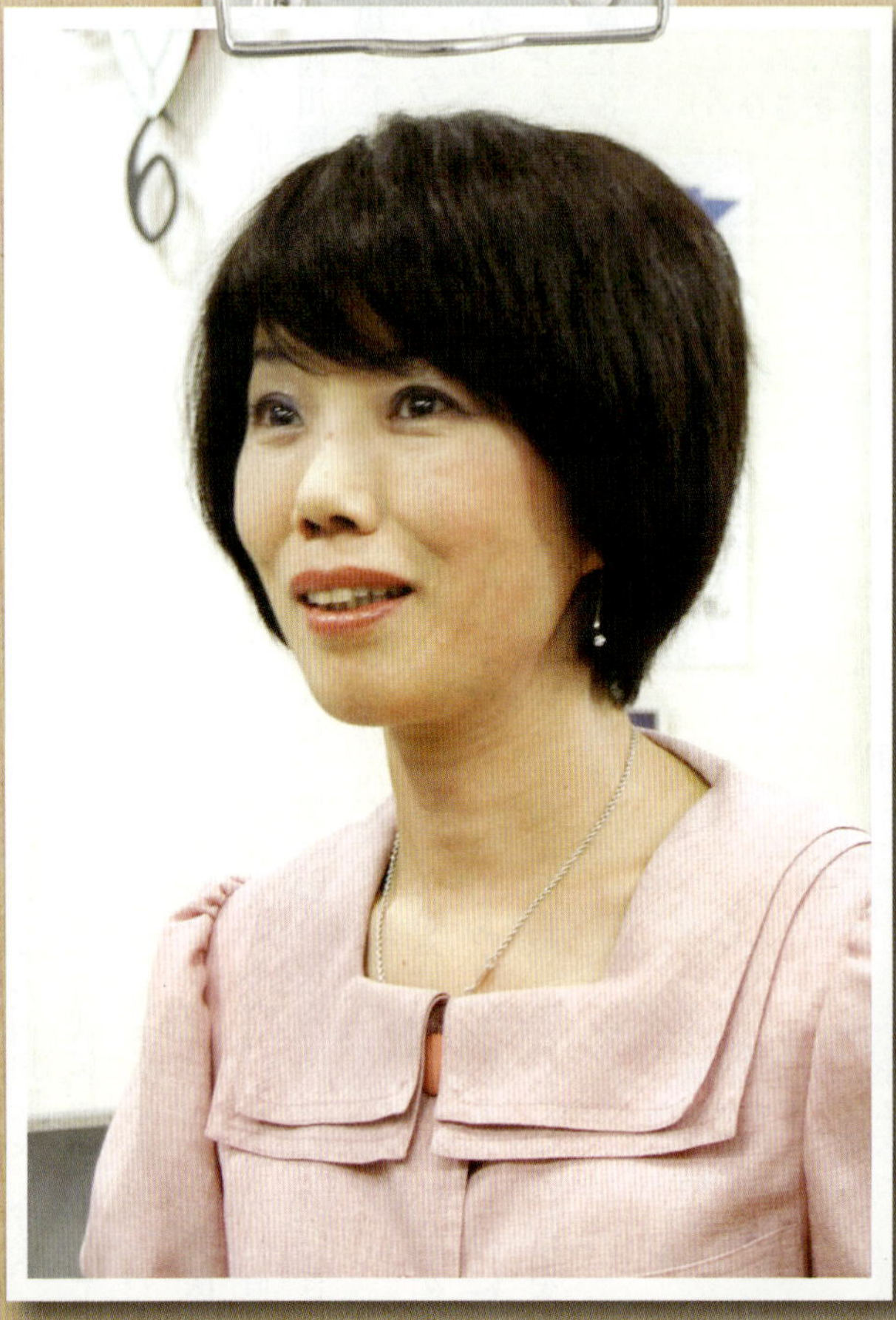

「睡眠の質を改善すると人生は変わります。劇的に、ミラクルに変わります。いびきや睡眠不足で悩んでいる人、周りにそういう人がいる人はぜひ一度にしむら耳鼻咽喉科へ」

あなたは「いびき」がうるさい―といわれたことはないだろうか。あなた自身、「いびき」に悩まされたことはないだろうか。

自分では意識しないいびきも、周りからは煙たがられる迷惑な現象だ。はたしていびきは病気なのだろうか？

辞書を紐解くと、いびきは睡眠中、呼吸に伴って鼻や口から出る雑音―とある。

いびきはごく日常的な現象だが、睡眠を妨げられる身にとっては、うるさくて、腹立たしい、下品なイメージの嫌なものだ。といって、いびきを治そうと思い立って病院を訪れる人はあまりいない。

しかしいびきは周りに迷惑なだけではなく、自分の健康の危険を示すシグナルでもあるのだ。そして、「いびきは病気」をはっきりアピールして、「いびき」が示す健康の危険性を訴え、日夜いびきの治療に取り組んでいるのが大阪府八尾市にあるにしむら耳鼻咽喉科院長である西村明子医師である。

「いびきは病気」といえば、と大げさに聞こえるかもしれない。しかし、いびきを「睡眠時無呼吸症候群」と言い換えればどうだろう。そう、いびきは立派な病気なのだ！

テレビや新聞のニュースでよく目にする多発する居眠り運転事故。重大な事故につながる睡眠時無呼吸症候群は、決して疎かにできない危険な病気なのだ。いびきは睡眠時無呼吸症候群の典型的な症状なのである。

たかがいびきと侮っていないか　いびきは病気！
いびきによる呼吸の苦しさはヒマラヤ登山並み？

いびきとは、睡眠中に喉の粘膜がくっつき、ふさがった気道を空気が無理矢理通る時にのどがふるえて発生する音だ。つまりこの間、呼吸が停止状態か、または非常に呼吸が困難な状態が続いていることになる。

例えば起きている時に、故意にいびきを出してみれば分かる。息苦しくてとても続かない。後には疲労感が残るだけだ。しかしいびきをかく人は睡眠中にこの行為を長い時間、断続的に行っているのだ。

いびきの影響は数値にもはっきりと現われる。体にどれだけ酸素が行き渡っているかを示す血中酸素飽和度を見ると、正常値は１００で、激しい運動をした後は95～6に下がる。肺気腫を患っている高齢者は90台前半を示す。しかしいびきをかいている人の数値を測定すると、80台まで下がる人も少なくない。

ひどい人だと、60台という数値を示す。これはヒマラヤ登山などで測定される数値で、どれだけ危険な数値なのかが分かるだろう。

睡眠中、常にその状態が続くというのではなく、呼吸をする度に数値は１００に戻り、また下がるという状態が続く。毎晩こんな状態が続けば、身体にいいことは決してない。

いくら眠っても疲れが取れない、日中ひどい眠気に襲われるなど、仕事や勉強など実生活に悪影響を及ぼす。運転中にふと眠ってしまえば大事故にもつながりかねない。いびきは早急に治療が必要な病気なのだ。

いびきの治療は検査から　自宅で行なえる検査を推奨
生活スタイルを相談しながら一人ひとりに的確な治療

いびきの治療はまず検査から。いびき検査は医療機関によっては入院した上での検査となるが、「必要最小限」の検査を信条とする西村院長は自宅で検査可能な睡眠ポリグラフィーという機器を貸し出し、自宅で行える検査を推奨している。その後検査結果を確認し、生活スタイルなどを相談しながら、患者一人ひとりに的確な治療を進めていく。

治療法は、呼吸補助装置（以下シーパップ）による睡眠改善療法、手術、ダイエット、歯の装具による治療の4つに分けられる。

いびきの手術は、咽喉の形によっては効果が見込まれるが、入院する必要があり、費用もかかるため敬遠する人が多い。

歯の装具による治療は、治療に適した患者を選んで歯科に紹介している。そして、最も効果的で、必要不可欠な治療法はダイエットだ。特にいびきは肥満の人に多いので、ダイエットは是非進めたい。しかし、ダイエットは基本的には自助努力に依存し、時間もかかってしまう。このため、にしむら耳鼻咽喉科では無呼吸の指数が一定数値以上の患者に対し、ダイエットを進めながらシーパップによる治療を積極的に行っている。

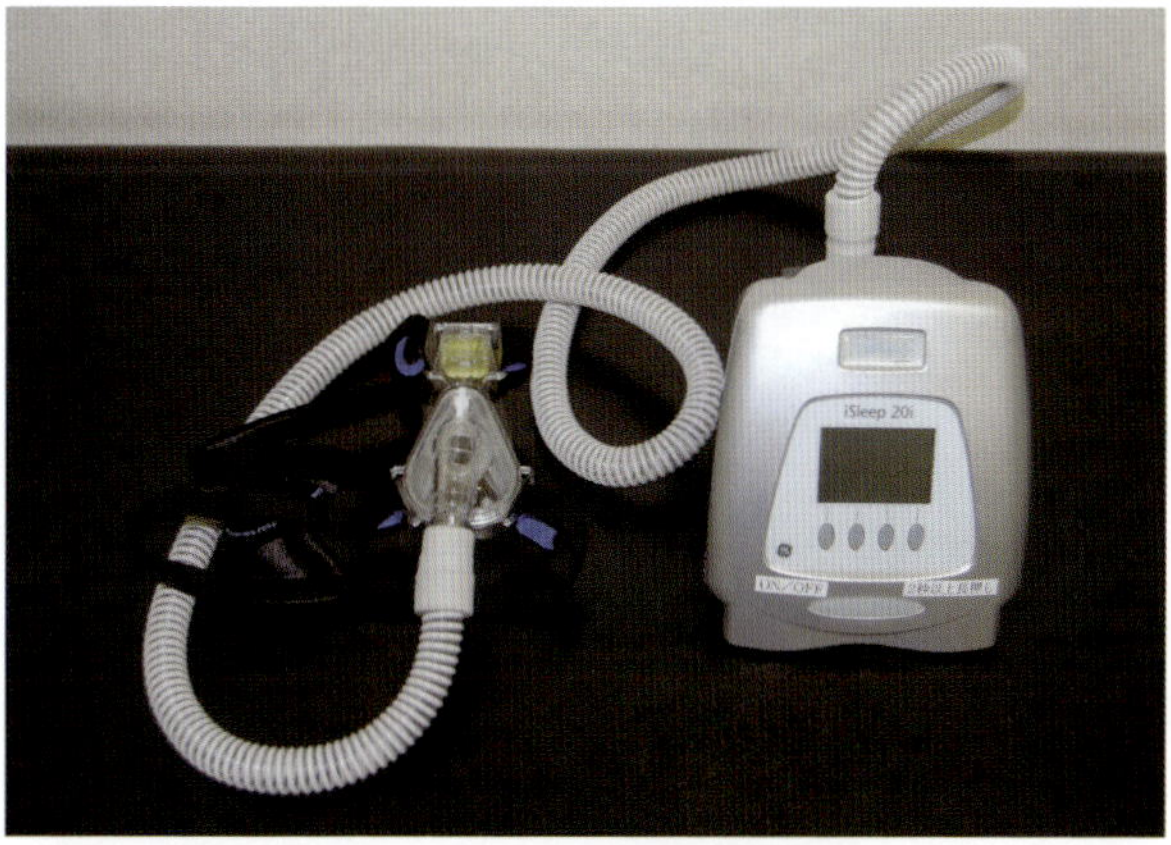

睡眠時の呼吸を助けるシーパップ（呼吸補助装置）

シーパップ（CPAP：Continuous Positive Airway Pressure＝経鼻的持続陽圧呼吸療法）というのは、鼻につけたマスクから空気を送り込む装置だ。「塞がったのどに空気を通し気道を確保するため、十分に空気を吸って眠ることが可能です」と西村院長は説明する。

それまでは無呼吸を繰り返し眠っていた人が、シーパップを装着した日から自然に呼吸をしながら眠ることが出来るのだから、効果は歴然。「以前は何度も夜中に目を覚ましていたが、ぐっすり眠れるようになった」「日中眠くて仕方ないことが多かったが、ウソのようになくなった」など、装着した次の日から効果を実感する患者は多い。

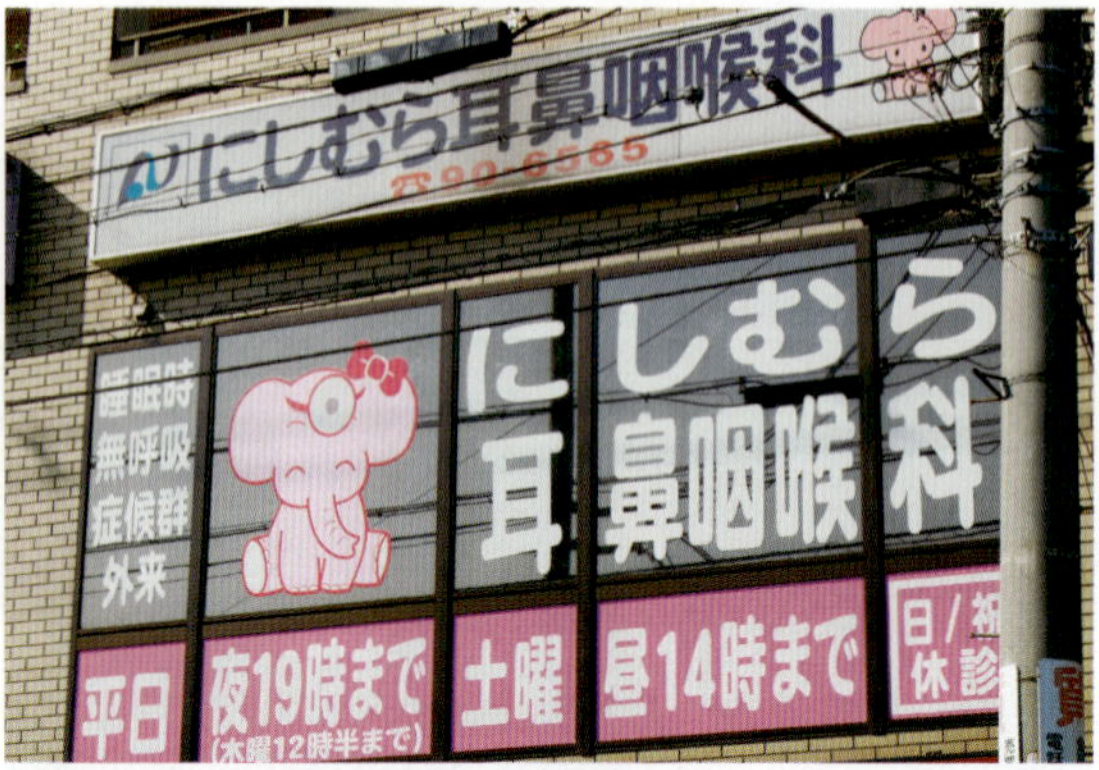

日夜いびきの治療に取り組んでいるにしむら耳鼻咽喉科

睡眠時の呼吸を助けるシーパップ（呼吸補助装置）
患者一人ひとりに合ったきめ細かい治療で高い定着率

「もうシーパップなしでは寝られない、手放せないと感動しながら感謝してくれる人もいます」と西村院長は患者の喜びの声を紹介する。

シーパップを装着した初めの頃は、機械をつけながら寝ることに抵抗を感じるかも知れないが、機器そのものは小さく、慣れるとスムーズに眠りにつくことが出来る。なかなか慣れることができない患者に対しても、西村院長は個々の状況に応じて丁寧に、根気強くシーパップが抵抗なく装着できるまで診療する。

西村院長は一人ひとりの喉の形状から判断し、その人に最適なシーパップを調整していく。そのため、にしむら耳鼻咽喉科ではシーパップの定着率が高く、他の病院でシーパップの装着がうまくいかなかった患者が、西村院長を訪れることもあるという。

西村院長は、「その人にどの程度の無呼吸があって、シーパップをどの数値に設定すればいいかは、のどの形状を見れば大体分かります」という。まさに、職人芸ともいえる西村院長の施術は、勤務医時代から長らく睡眠時無呼吸症候群を臨床してきた豊富な実績に培われたものだ。

「最近ようやく睡眠時無呼吸症候群が知られるようになってきましたが、私が研修医の頃は医師のあいだでもあまり知られていないマイナーな病気でした。正直言って私も最初は『いびきって病気なの？』と思ってました」と振り返る西村院長。

早くから睡眠時無呼吸症候群の研究と治療に勤しむ 気さくで親しみやすく、地域の信望を集める院長先生

今でこそ、睡眠時無呼吸症候群はその危険性が広く知られるようになり、研究や臨床も盛んに行われるようになった。

しかしそのずっと以前、まだ論文発表も少なく、専門的な研究もほとんどなかった時代から、西村院長は、睡眠時無呼吸症候群と向き合って情報の収集に努め、コツコツと研究を積み重ねて知見を広め、技術を蓄積していった。

そして今日西村院長といえば、睡眠時無呼吸症候群治療の第一人者といわれるようになった。一日も二日も長がある西村院長を頼って遠方から訪ねてくる患者さんも多い。

西村院長は、親しみやすい関西弁と気取らないしゃべり口で、患者との壁を作らない気さくで楽しい医師と評判だ。

こうした西村院長の人となりは、地域の人たちや訪れる患者さんから慕われ、病気のことだけではなく、人生相談をする患者もいるという。それだけに、女性などはちょっと躊躇しがちないびきの悩みも、気さくで親しみやすい西村院長は安心で頼れるドクターということになる。

にしむら耳鼻咽喉科は、その名の通り耳鼻咽喉科を専門とするクリニックである。いびき（睡眠時無呼吸症候群）をはじめ風邪や花粉症など耳鼻咽喉科一般の疾病についての診察・治療に余念がない。ピンク色の象のマスコットキャラクターが目印のにしむら耳鼻咽喉科には、老若男女問わず患者さんが引きも切らない。

そんな西村院長の柔和で親しみやすい人となりを伺うことができるものに、西村院長自ら更新しているブログがある。このブログは、西村院長こと『イビキ職人みみはなこ』が、勤務医時代に睡眠時無呼吸症候群と向き合って悪戦苦闘した経験や、患者とのやりとりを物語風に綴っている。

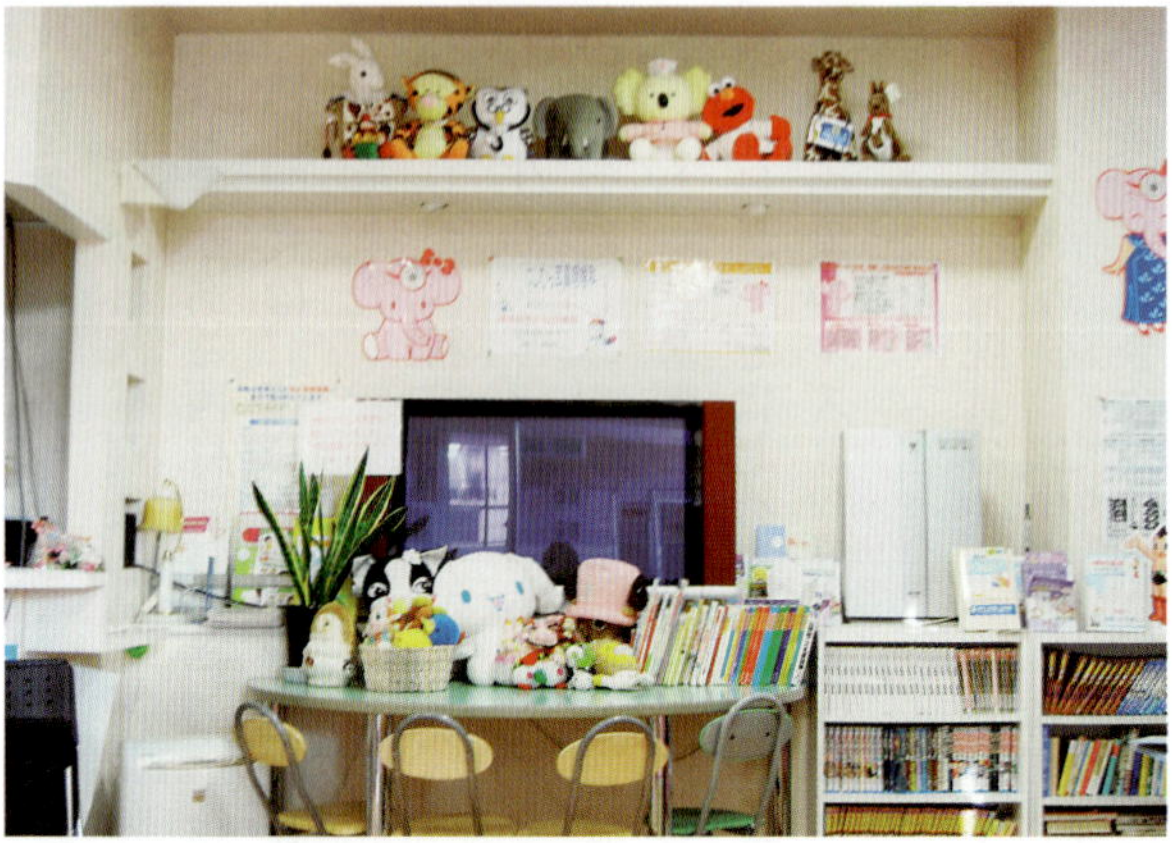
絵本やお人形が並ぶ楽しい待合い室

また、医院でのエピソードや、趣味の話、院長がその時々に感じたこと、想いなどが率直に、楽しくアップされている。読んでいると、西村院長が非常に近しい存在に思え、いびきはもとより、身体の変調や健康上の悩みなど、色んなことを思わず相談したくなる暖かみのあるブログだ。是非一度、にしむら耳鼻咽喉科の西村院長のブログに目を通すことをお勧めしたい。

いびきを治療して人生を劇的に変える素晴らしい睡眠を！ 不眠やいびきなどの悩みは早い目に是非耳鼻咽喉科へ

人生の実に三分の一の時間を占める睡眠。良い人生、幸せな生活を送るためには、良い睡眠（快眠）が不可欠だ。しかしその睡眠がいびきという障害に苛まれていないだろうか？

安眠、快眠に恵まれない人は、知らず知らずのうちに豊かで幸せな生活を蝕まれ、自らの健康も損なわれていくのだ。

「いびきがうるさいと言われる」「どれだけ寝ても疲れがとれない」「日中ひどい眠気に襲われる」。こうした経験はないだろうか？　身体の不調を告げる危険なシグナルなのだ。

いびき、睡眠時無呼吸症候群の怖さは無自覚と無理解にある。一人暮らしの人や部屋で一人で寝る人はいびきに気づきにくい。家族や友人にいびきがうるさいと教えられた人でも、たかがいびき、うるさいだけ、とわざわざ医者に診てもらおうとは思わない。寝不足の日が続いても「そんなものか」と悪環境にも慣れてしまう。しかしその間あなたの身体は毎晩、無呼吸で苦しんでいるのだ。

「睡眠の質を改善すると人生は変わります。劇的に、ミラクルに変わります」と睡眠の重要性を強調する西村院長。いびきや睡眠不足で悩んでいる方や周りにそういう人がいる人はぜひにしむら耳鼻咽喉科を訪れてほしい。

そこには奇跡的に人生を変えてくれるかも知れない名医との出会いが待っている。

PROFILE

西村明子（にしむら・あきこ）

（社）日本耳鼻咽喉科学会耳鼻咽喉科専門医。奈良県出身。奈良県立医科大学卒業後、奈良県立医科大学附属病院耳鼻咽喉科入局。奈良県立医科大学附属病院救命救急科、大阪府立羽曳野病院（現大阪府立呼吸器アレルギー医療センター）麻酔科、友紘会病院、阪和住吉総合病院勤務を経て、平成11年にしむら耳鼻咽喉科開院。

INFORMATION

医療法人 にしむら耳鼻咽喉科

■ 所在地

〒581－0085 八尾市安中町3－7－6
TEL 072（990）6565
HP http://www.nishimura-orl.com/
ブログ：http://ameblo.jp/matilda1515/

■ 診療内容

耳鼻咽喉科・いびき外来・漢方処方　睡眠時無呼吸専門外来

■ 診療時間

月～金	9：30－12：30　15：30－19：00
木	午後休診
土	9：30－14：00
休診	木曜日午後　日曜日

■院長から

信条はすべての患者さまに「必要最小限」の検査で「的確」な診療を提供し、「敷居の低い」診療の場を作ること。

にしむら耳鼻咽喉科は、地域住民の健康に役立つ診療をモットーにしています。お年寄りからお子様まで、耳、鼻、喉でお悩みの方はお気軽にご来院ください。また、睡眠時無呼吸・いびきでお悩みの方もお気軽にお待ちしています。

Doctor who can rely on

信頼の主治医 Interview

内視鏡のプロが運営する検査・手術の専門クリニック

誠実・正確・スピーディーな検査で患者に安心な生活を

医療法人HGI　はやし消化器内科クリニック
――理事長・院長　林　勝男

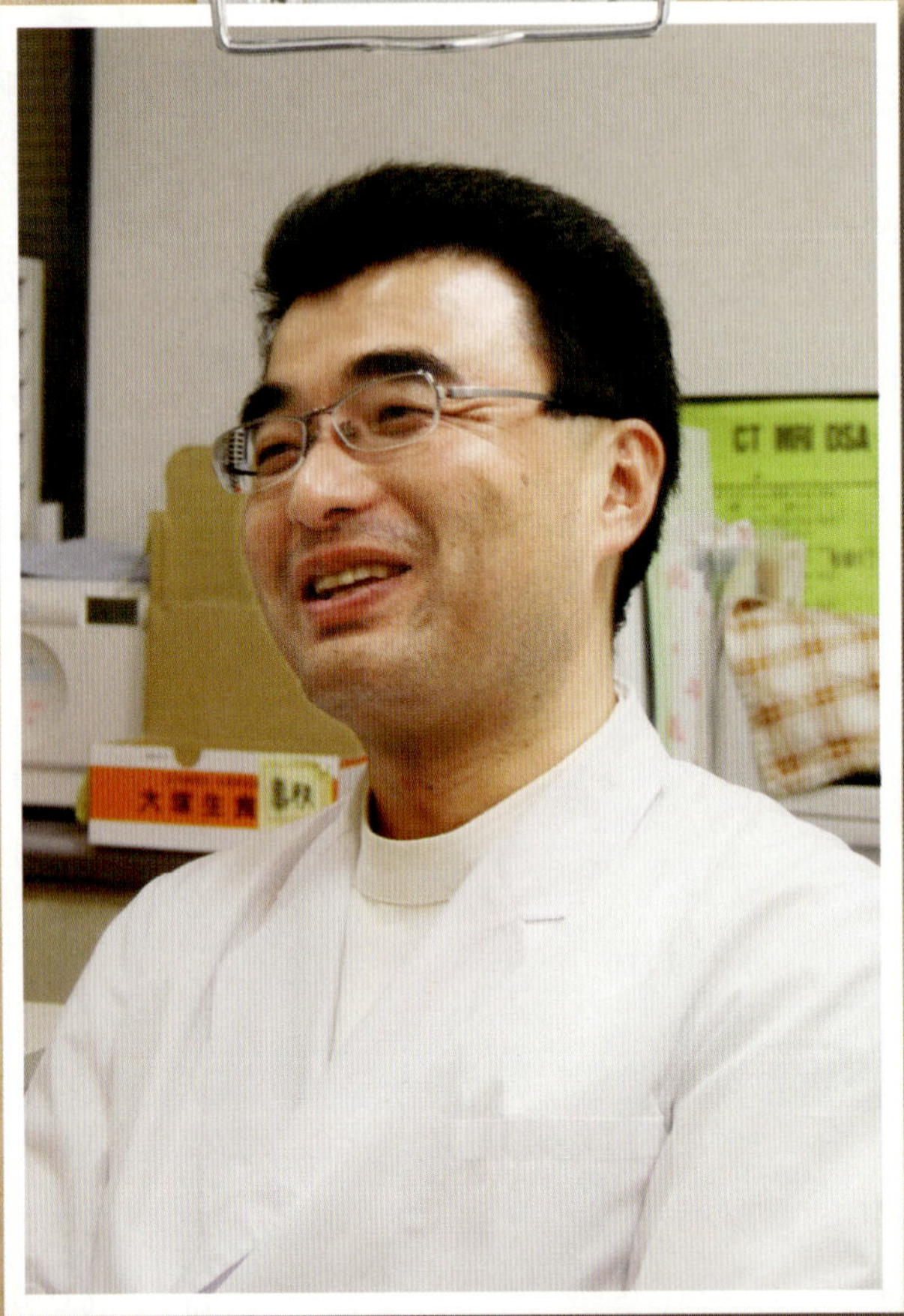

「私たち医療従事者が『思い切って検査を受けよう！』と思える環境をいかに作るかが大切です」

大腸癌は増加し、女性の癌の第1位、男性の癌の第3位になるとも言われている。初期は自覚症状がなく、発見するには内視鏡検査が必要となる。しかし検査と言えば時間もかかるし「もし重い病気が見つかったら……」と恐怖を覚えてためらう人も少なくない。

そうした不安を取り除き、一人でも多くの人に検査を受けてもらおうと、誠実・正確・スピードと3つのSを掲げ、病気の早期発見・早期治療に力を注いでいるのが、名古屋市中区にある、はやし消化器内科クリニックの林勝男院長だ。

はやし消化器内科クリニックは検査・手術を専門としているクリニックだ。経口・経鼻内視鏡による胃の検査、ピロリ菌の検査・除菌、大腸内視鏡検査、日帰りのポリープ切除手術、腹部エコー、CTなどの消化器系の検査を主に行っている。

勤務医時代の経験を生かし、内科疾患の患者も診療している。また、病気の予防の指導や、生活習慣病、高血圧の治療も行っている。

34のクリニックからなるエスエル医療グループの一翼を担う 全ての診療科と密接な連携を保ち検査後万全のフォロー

はやし消化器内科クリニックは検査を専門としているため、様々な病気が発見される。当然、同クリニックだけでは対応できないケースもあり、他の施設との連携が必要になる。この点、はやし消化器内科クリニックが参画しているエスエル医療グループは、まさにうってつけの医療集団だ。

「名古屋市の中心地・栄にあるエスエル医療グループは、一つのビルに34のクリニック・診療所が集まるグループで、内科、外科、婦人科、脳神経外科から心療内科まで、ありとあらゆる診療科目が揃っています。ある診療科で診断を受けた患者さんが、他の診療科での治療が必要と判断された場合でも、離れた別のクリニックに行く必要はなく、同ビル内での対処が可能です。

例えばうちに来た患者さんが、胸が苦しくなってもその場で循環器を紹介できます。また循環器の先生も吐血や下血があれば、すぐにこちらに紹介してくれて、即日検査が出来ます。こんなにスピーディーで、質の高い連携が保てる医療グループは他にありません。東京にも大阪にもなく、全国を探してもここぐらいです。患者さんの奪い合いを意識した損得勘定では成り立ちません。患者さんの為を思った医師が集まってはじめて可能になると思います」

数多くのクリニックが集まるエスエルグループは、高い検査技術を誇る林院長にとってもその手腕を最大限に発揮できる絶好の舞台なのだ。

ただエスエル医療グループには入院設備がない。しかし、それも各医師が持つネットワークで問題を解消している。

「私も大きな病院での勤務経験がありますから、入院が必要な場合は総合病院を紹介できますし、他の先生も入院先を紹介してくれます。今でも名古屋第二日赤病院と中日病院で、非常勤医として働いていますので、クリニックでできない治療はそうした病院で行うことが可能です」

患者にとっても、必要な時に入院先をしっかり紹介してもらえると安心だ。こうしたフォロー体制も万全なのだ。

総合病院は組織が大きいため小回りがきかないといったデメリットがあるが、エスエル医療グループでは、各医師の努力で最新の治療を行うことができ、柔軟な対応が可能だ。総合病院の持つデメリットを解消した、患者にとって理想的な新しい医療の形と言えるだろう。その中で、林院長は内視鏡の専門医として、より早く病気を発見するという治療の根本に関わる重要なミッションを担っている。

長年の経験と技術の蓄積で実現する誠実・正確・スピードの3S
迅速な検査で仕事をしながらサラリーマンも通院できる

はやし消化器内科クリニックが掲げる診療理念は、誠実・正確・スピードの3Sだ。林院長は理念の重要性をこう語る。

「検査は、検査中もそうですが、検査を待っている時間、検査の結果が出るまでの間が辛いと思います。病気があるのかどうか、あったとしてどんな病気があるのか、待っている間は不安でいっぱいです。そ

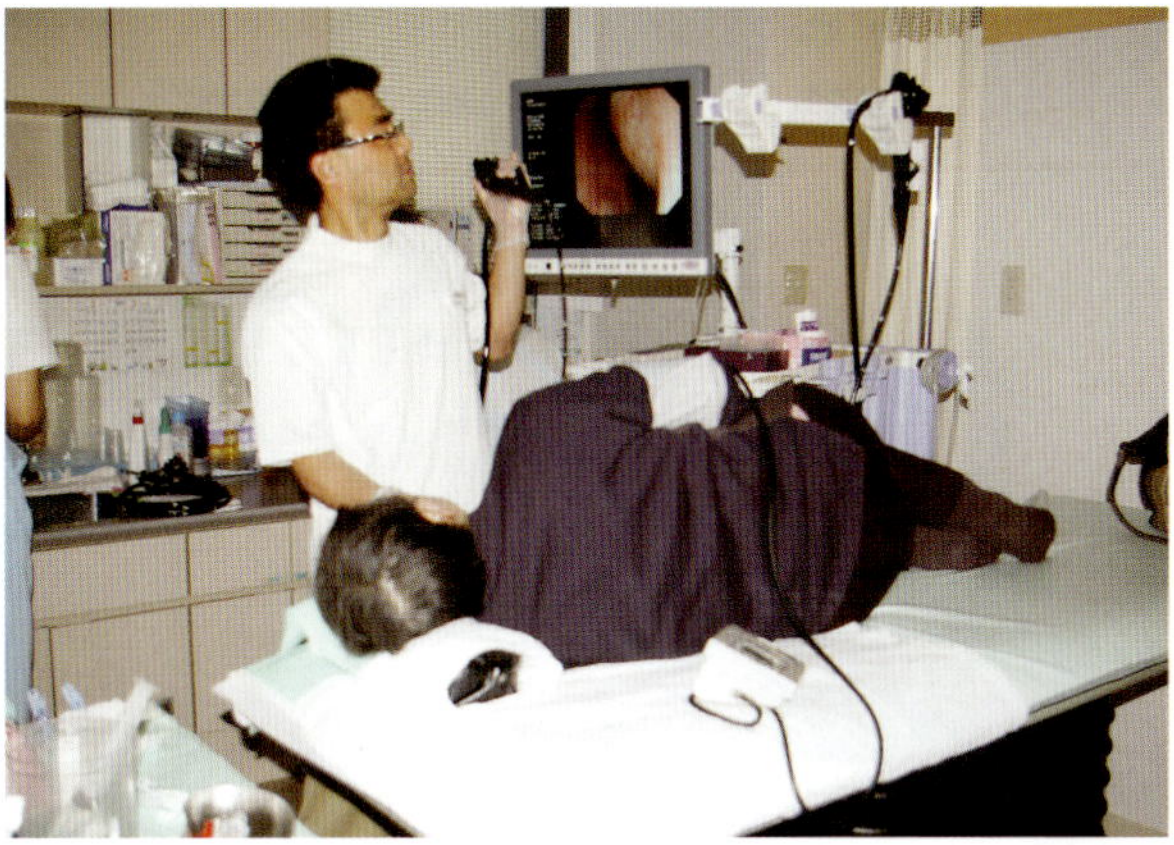
林院長は、より早く病気を発見するという重要なミッションを担っている

こで、患者さんのことを考えて、出来るだけ早く結果を出すことを重視しています。カメラの映像を見れば、癌なのか良性なのか判断がつきます。

特殊なケースを除き、その日のうちに診断を下して患者さんに安心していただきます。しかし結果に誤りがあっては意味がないので、診断にも細心の注意を払い、正確さを損なわないよう心がけています」

スピードに最も大切なものはやはり医師の技術だ。早くから内視鏡による検査の重要性を見いだし、愛知で数少ない専門医として研鑽を積んでいった林院長の経験と手腕が光る。

「内視鏡のプロを目指すきっかけになったのは、大腸ファイバースコープの権威として名高い、工藤進英氏との出会いでした。日本の早期大腸癌を最も多く見つけた人で、23年前に工藤先生が秋田日赤病院に勤務していた頃に出会いました。2～3分で内視鏡を入れることが出来るのは当時他にいませんでした。その技術の高さを見て、これからは大腸ファイバーをやらなければいけないと思い、すぐに弟子入りし、多くのことを学ばせていただきました」

林院長はスピードを発揮するための環境作りにも余念がない。検査の予約は電話で可能で、胃カメラ、S状結腸内視鏡は当日でもできる体制を整えて、一刻も早く検査を受けて安心したいとの声に応えている。

そのため、大腸カメラを4本、胃カメラを4本揃え、他にも息を吹きかけ30分でピロリ菌の検査が出来る機械や、便の排泄を促す機械など他のクリニックではあまり見られないような設備を導入している。

場所がオフィス街ということでサラリーマンの患者も多く、仕事に早く戻ってもらうという意味でもスピードは重要だ。

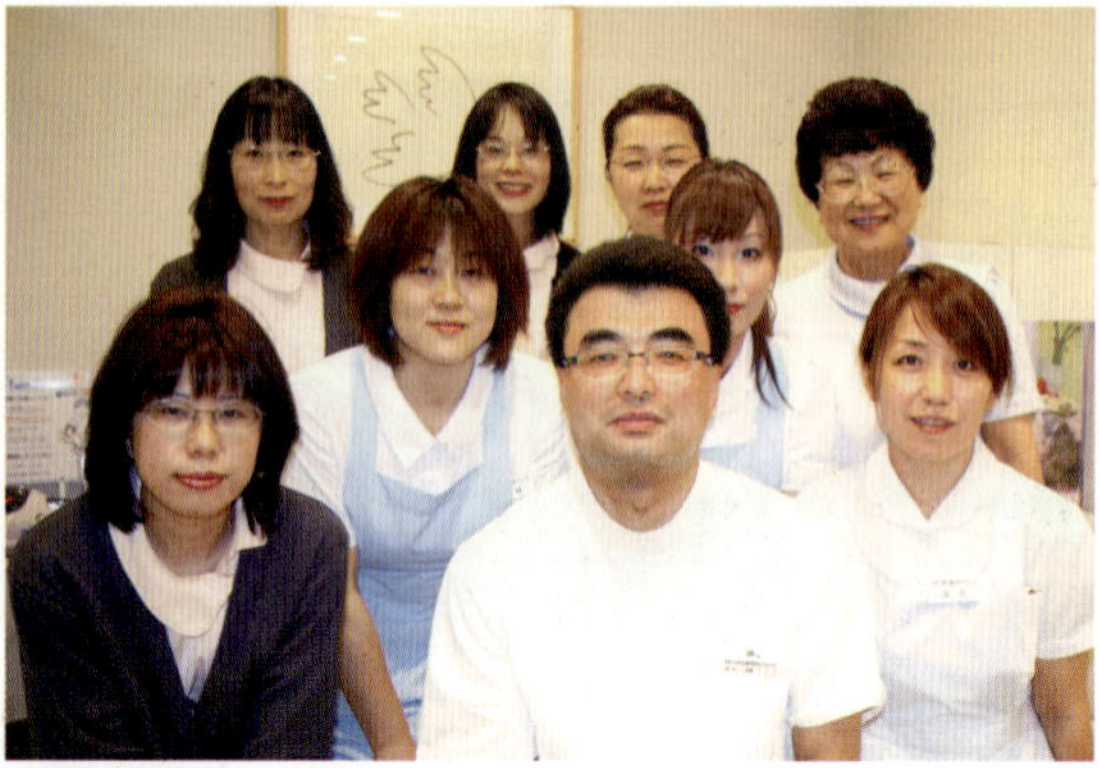

スタッフ全員でよりよいクリニックづくりを目指している

診療時間は、午前は9時からとなっているが、準備のために1時間早く開院し、昼休みも診療する。仕事をしながらでも訪れやすい環境作りを心がけている。

幅広く豊富なスタッフを揃えて様々な患者や状況に対応 スタッフ全員が一丸となってよりよいクリニックを目指す

こうした理念の実行のためには院長の力だけではなく、スタッフの協力も欠かせない。はやし消化器内科クリニックではスタッフの充実、教育も徹底している。

「スピーディーに数多くの検査をこなすために非常勤の先生も雇っています。火・金・土は医師は二人体制をとっています。私の診察の待ち時間が長くなった時は、非常勤の医師の診察でカバーし、看護師に患者さんの問診をとってもらっています。少しでも患者さんの待ち時間を短縮することに努めています。そのための教育も徹底して行っています」

スタッフのうち、看護師は20代から60代、事務は20代から40代までと、年齢層も幅広く揃えている。

「高齢の方には、経験を積まれた看護師の方が患者さんを理解したきめ細やかな対応が出来ますし、逆に、若い方だとシンプルに対応した方が良い場合があります。幅広い患者さんに対応できるように多くのスタッフを集めています」

患者への対応の教育だけでなく、定期的にスタッフ・ミーティングを開き、『客観的に見て同クリニックに足りないものはないか』『解消するためにはどうするべきか』などのヒアリングも行い、スタッフ全員でより良いクリニック作りを目指している。こうしたスタッフの力あってこそ、はやし消化器内科クリニックの3Sは実現していくと林院長は考えている。

免疫力を高め病気にならない身体づくりを指導
患者がリラックス出来る空間づくりを心がける

林院長は病気を発見するだけでなく、病気にならない身体づくりの指導にも熱心だ。特に力を入れているのが免疫力の向上である。

「検査で病気を早期発見することも大事ですが、病気にかからないため、病気の進行を遅らせるためには、免疫力の向上も大切です。そのためには副交感神経優位の時間、つまりリラックスする時間が必要です。そこで私のクリニックではバロック音楽を流し、優雅に熱帯魚が泳ぐ水槽を置くなどして、診察中や待ち時間の間も、患者さんがリラックスして気持ちが落ち着ける空間を意識的に作っています。

検査も大腸検査は出来るだけ午前中に行っています。胃カメラは、午前中はもちろん、朝食を摂っても、昼過ぎには胃の中は空になるので午後にも行っています。できるだけ食事を抜く時間が短くなるように工夫しています」

人間の自律神経には交感神経と副交感神経があり、前者は体が活動している時、後者は体が休んでいる時に主に働いている。副交感神経が優位な状態では免疫力が高まることが確認されており、病気になりにくくするには副交感神経優位な時間作りが大切だ。そのため院長自身は、週4日はウォーキングを行うなど、プライベートでも患者に指導している病気にならない身体づくりを実践している。

「ウォーキングと言っても犬の散歩や他の人と一緒の散歩は副交感神経優位には向いていません。時には一人で歩くことが大切です。一人で歩いていると、色々な考えが浮かんできます。『クリニックのあそこを治すともっと良くなるな』とか『こういうフォローをしたらもっと患者さんに安心してもらえるな』など、常にクリニックのことを考えています。ウォーキングをすると、もっと頑張ろうとプラス思考になれます。またサウナにもよく行きます。汗を出しながら瞑想をして、副交感神経優位な時間を意識的に作っています」

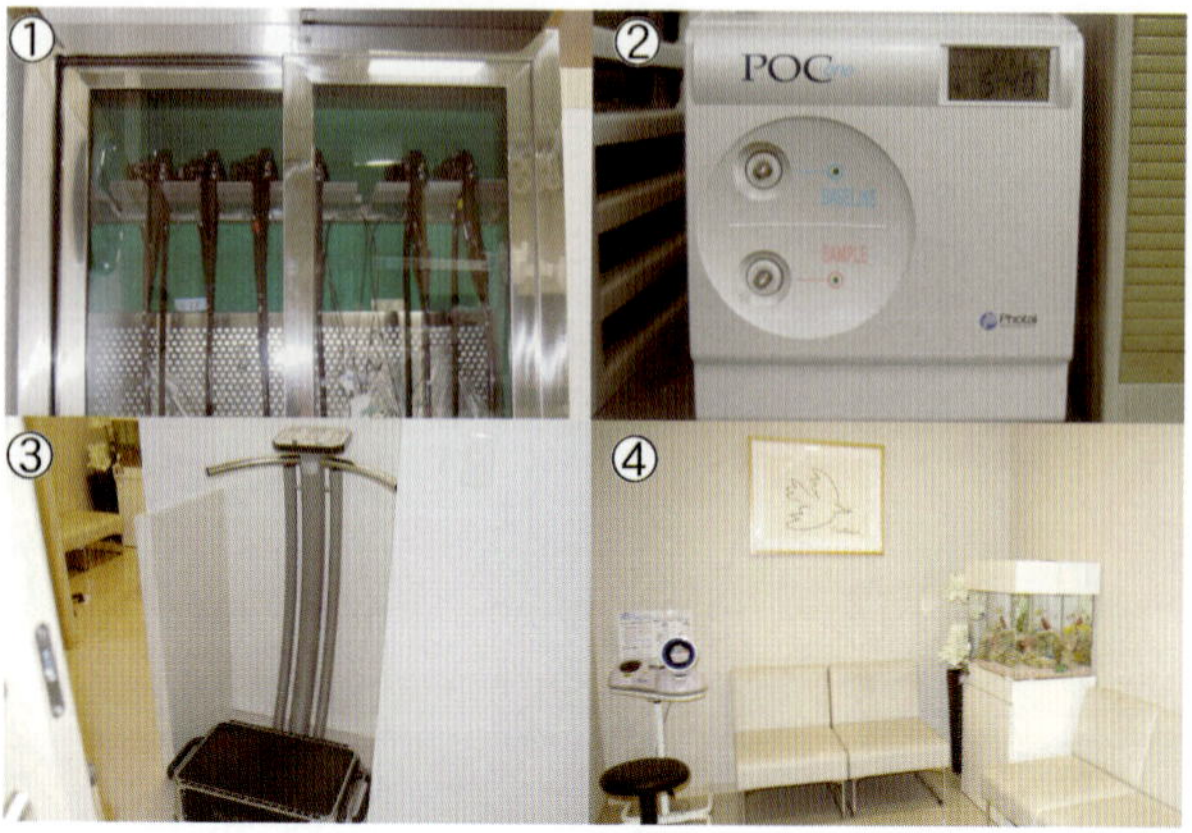

①大腸カメラ、胃カメラ計８本の内視鏡、②息を吹きかけて 30 分で結果が出るピロリ菌の検査測定器（POC-1）、③体を揺らして便の排泄を促す機械、④リラックスできる待合室にはバロック音楽が流れる

リラックスすると、肉体的だけでなく精神的にも豊かな時間が作られ、それが仕事にも好影響を及ぼすという、良い循環が生まれる。その効果を院長自身が肌で実感しているからこそ、患者にも効果的に指導することが出来るのだ。

より多くの人が検査を受けて安心した生活を
夢は名古屋で民間の内視鏡センターを作ること

「内視鏡は今後まだまだ進歩する分野です。若い人もドンドン出てきますが、負けたくないと思っています。単純に技術を高めればいいのではなく、患者さんとのコミュニケーションも大切です。そこで経験も必要になってきます。今でも工藤先生や、他の弟子の方々との交流もあって、国内だけじゃなく海外で活躍してる話を聞くと大変刺激になります。上には上がいます。やるべきことはまだたくさんあります」

常に向上心を抱きながら、生き生きと、未来について語る林院長に『名医』として必要な資質を窺い知ることが出来た。

最後に検査に対する心構えを伺った。

「大腸癌を例に挙げると早期癌の50％は便潜血反応がマイナスです。また早期癌は無症状です。しかし内視鏡検査をすると発見できます。年齢はあまり関係なく、私自身30代の大腸癌を何人も見つけています。しかし大腸癌は早く見つければ完全に治ります。

癌は家族歴があると言われていますが、癌を抑制する遺伝子が壊されやすい人も癌になりやすいと言われています。ストレス、喫煙、運動不足、偏った食生活、副交感神経が優位に出来ない人などがよりリスクが高まります。心当たりがある人もない人もぜひ定期的に検査を受けて下さい。

そのためには、私たち医療従事者が『思いきって検査を受けよう！』と思える環境をいかに作るかが大切です。私自身も、毎年胃と腸の検査を受けています。患者さんの気持ちを少しでも理解しようと努めています。また患者さんの身になってどれだけ話を聞けるか、忙しい時でもいかに患者さんとの時間を作るかも大きな課題と思っています」

定期検査の重要性を訴えるとともに、医師側の課題も掲げた林院長。夢は名古屋で民間の内視鏡センターを作ることだという。気軽に誰でも検査が受けられる時代を目指し、今後も精力的に活動を続ける。

「心配に思ったなら一度検査を受けてみて下さい。様々な事情で難しい人にも方法はいろいろあります。検査を受けて大丈夫だと分かること、これが一番の薬です」

PROFILE

林　勝男（はやし・かつお）

昭和63年、名古屋市立大学医学部卒業。名古屋市立東市民病院勤務、愛知医科大学医学部勤務を経て、平成14年、名古屋第二日赤病院消化器科副部長。平成15年、同部長。平成20年、はやし消化器内科クリニック開院。平成21年現在のエスエル医療グループへ移転。

医学博士（名古屋市立大学）　内科学会認定医　消化器病学会専門医　内視鏡学会指導医　肝臓病学会指導医・専門医　消化管学会専門医（胃腸専門医）　日本癌治療認定医機構暫定教育医。

INFORMATION

医療法人ＨＧＩ
はやし消化器内科クリニック

■ 所在地
〒460 − 0004
名古屋市中区新栄町１丁目３番地
日丸名古屋ビル 6F
TEL　052（955）8840
URL　http://www.884cl.com/

■ 診療科目
内科、消化器内科、内視鏡内科、肛門内科

■ 診療内容
【内視鏡内科】●経口・経鼻内視鏡を用いた上部消化管疾患の診断・治療（昼休みに内視鏡検査可能）●ピロリ菌の診断・治療（当日判定可）●逆流性食道炎、胃炎、胃・十二指腸潰瘍、機能性胃腸症
【消化器内科】●腹部エコーによる肝臓、胆道、膵臓疾患の診断・治療　●脂肪肝、ウイルス肝炎などの肝臓疾患の診断・治療　●胆道、膵臓疾患の診断・治療
【内科】●生活習慣病（高血圧、脂質代謝異常、糖尿病など）●気管支炎、肺炎、喘息、かぜ、アレルギー、貧血などの内科一般
【肛門内科】●大腸内視鏡による大腸疾患の診断・治療　●午前中の大腸検査可（月曜日〜土曜日）●日帰り大腸ポリープ切除（ポリープ切除後、中日病院入院も可）

■ 診療時間
月・火・木・金　9：00 〜 16：00
水・土　9：00 〜 12：30
休診日：日曜日

信頼の主治医 Interview

Doctor who can rely on

地域医療に情熱を傾ける
ユーモア溢れる現代版赤ひげ先生

東野クリニック —— 院長　東野　誠

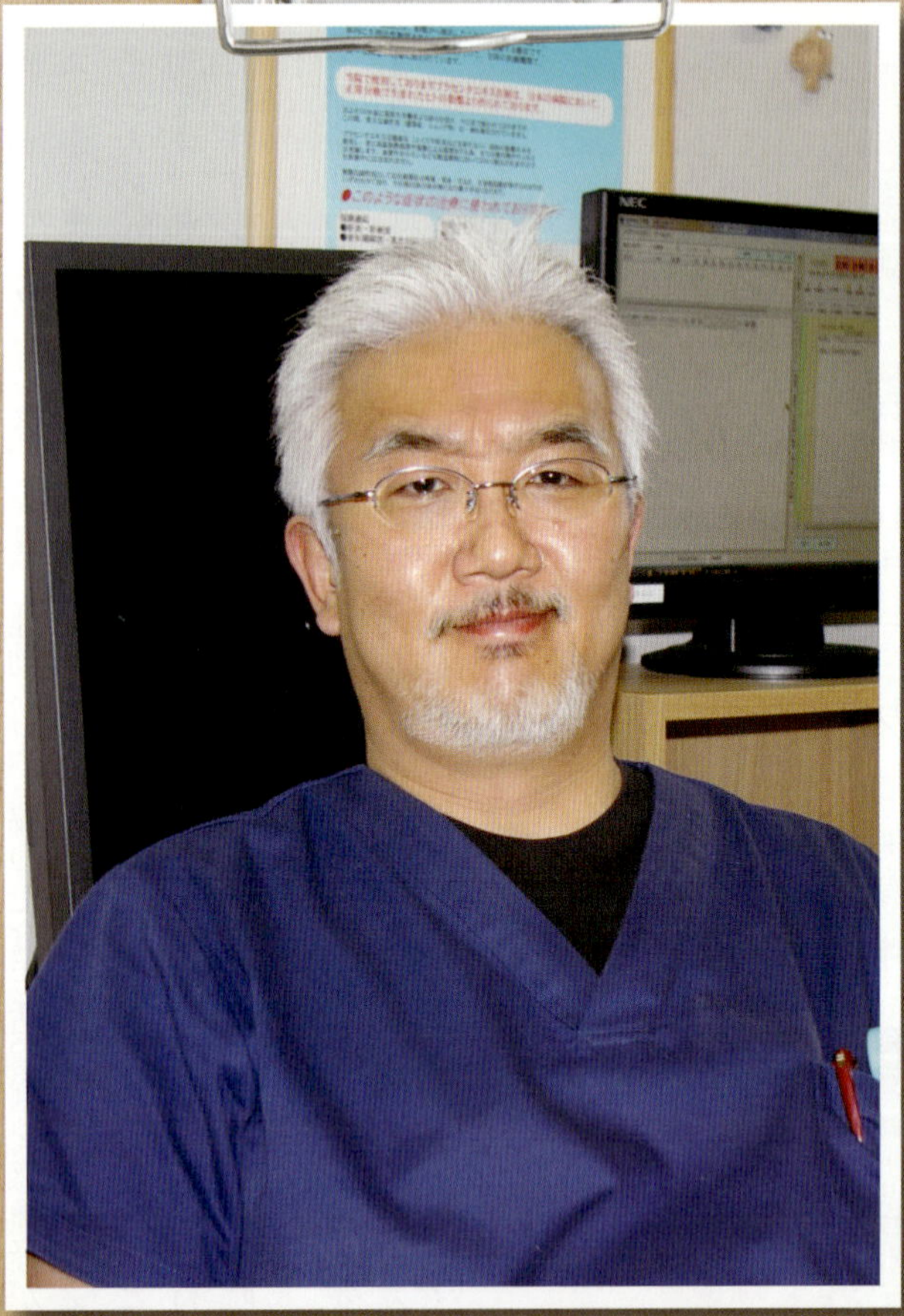

「患者さんの希望に沿うように努力し、患者さんの納得のいく検査と治療を進めるように心がけています」

何かしらの悩みを抱えて医療機関を訪れる患者。その多くは不安を抱いてネガティブな気持ちで診療室に足を踏み入れる。

医師は患者を診療し、悩みの解消に努めるのはもちろんだが、患者の沈んだ気持ちを前向きにし、不安を希望に変えてあげれば……。そんなスタンスで患者に向き合ってくれる医師には誰もがかかりたいと思う。それは誰もが頭に描く理想の医師像だといえるだろう。

東野クリニックの東野誠院長は、いつもユーモアに溢れて、その気さくで親しみやすい人柄のゆえに多くの患者から慕われている理想の医師だ。

長年、町のかかりつけ医として地域の医療に貢献してきた。精力的に患者宅へ往診に赴くまさに現代の『赤ひげ先生』的な存在だ。

「クリニックに来られた患者さんが、帰るまでに少なくとも一度は笑って貰える診療を心がけています。打ち解けて話が出来れば些細な症状も教えてくれて、良い治療に繋がるんです」

東野院長をはじめ、スタッフ全員が「また来たい」と患者が心から思えるような明るい雰囲気づくりに努めている。

症状を身体全体からトータルに診るベストな診療
月水金は朝七時半からの早朝診療で患者に大好評

東野院長は医学部を卒業後、大阪大学泌尿器科に入局。同大学附属病院で一年間の研修の後、平成六年から箕面市立病院、市立池田病院、協仁会小松病院で勤務。その後公立学校共済組合近畿中央病院泌尿器科医長、摂南総合病院泌尿器科医長を歴任してきた。平成十四年に独立して東野クリニックを開院した。

「泌尿器科だけじゃなく内科と外科も診療しているので、どこでもちょっと身体の調子が悪いな、と思ったら気軽に来てもらえるのがうちのクリニックの特徴です」

泌尿器科の専門医である東野院長だが、救急外来で外科医として勤務していた経験から、全身の症状を的確に判断する目を持つ。症状が泌尿器科分野であれば、処置も含め自ら治療を行い、他の分野であれば連携する医療機関の専門医に的確な治療を託すなど、患者にとって常にベストな診療体制を整えている。

「できるだけ患者さんがいつ来ても対応出来るように、月・水・金は朝の七時三十分から診療を始めています」

朝早くからクリニックが診てくれるというのは、高齢者にとっては嬉しい。また、通勤や通学の前に診てもらえるということで、東野クリニックならではといえる早朝診療は地域の好評を集め、多くの患者が訪れている。

正午に午前の診療が終わると、午後四時から始まる午後の診療まで院内の外来診療は休みになる。しかし東野院長に休みはない。

時間のかかる小手術やCTなどのレントゲン検査を昼の間に行い、さらに近くの老人ホームや病院、患者宅などを愛車を駆って訪問し、診療する。

「身体が不自由でクリニックまで来れない患者さんなどに喜んでもらっています」朝から晩まで文字通りフル回転で診療し、夜の診療が終われば製薬メーカーとの打ち合わせ、勉強会などもこなす。東野院長の超多忙な毎日が続く。

病院らしくない和やかでアットホームな雰囲気
患者の目線に立った患者本位の真摯な診療に徹す

「医師として忘れてはいけないのは、患者さんありきということです。多くの患者さんを診ることで医師として成長し、またクリニックの仕事が成り立っています。そういう意味からも、患者さんへの感謝の気持ちを常に持って患者さんと接するようにしています」

東野院長のこの言葉は、上から目線で患者と接するのではなく、患者の立場から話を聞き、診療を進めていく患者本位の真摯な姿勢を見て取ることができる。

「検査や治療の方法を患者さんの希望になるべく沿うように努力し、患者さんの納得のいく検査と治療を進めるように心がけています」

誰でも気軽に足を運んでもらえるようにと、病院らしからぬ雰囲気づくりも東野クリニックならではのものだ。

診察室は机を挟んで患者と対面式にし、しっかりとコミュニケーションがとれるように配慮されている。それに、東野院長をはじめスタッフみんなが気さくで、院内全体がアットホームなムードに包まれている。

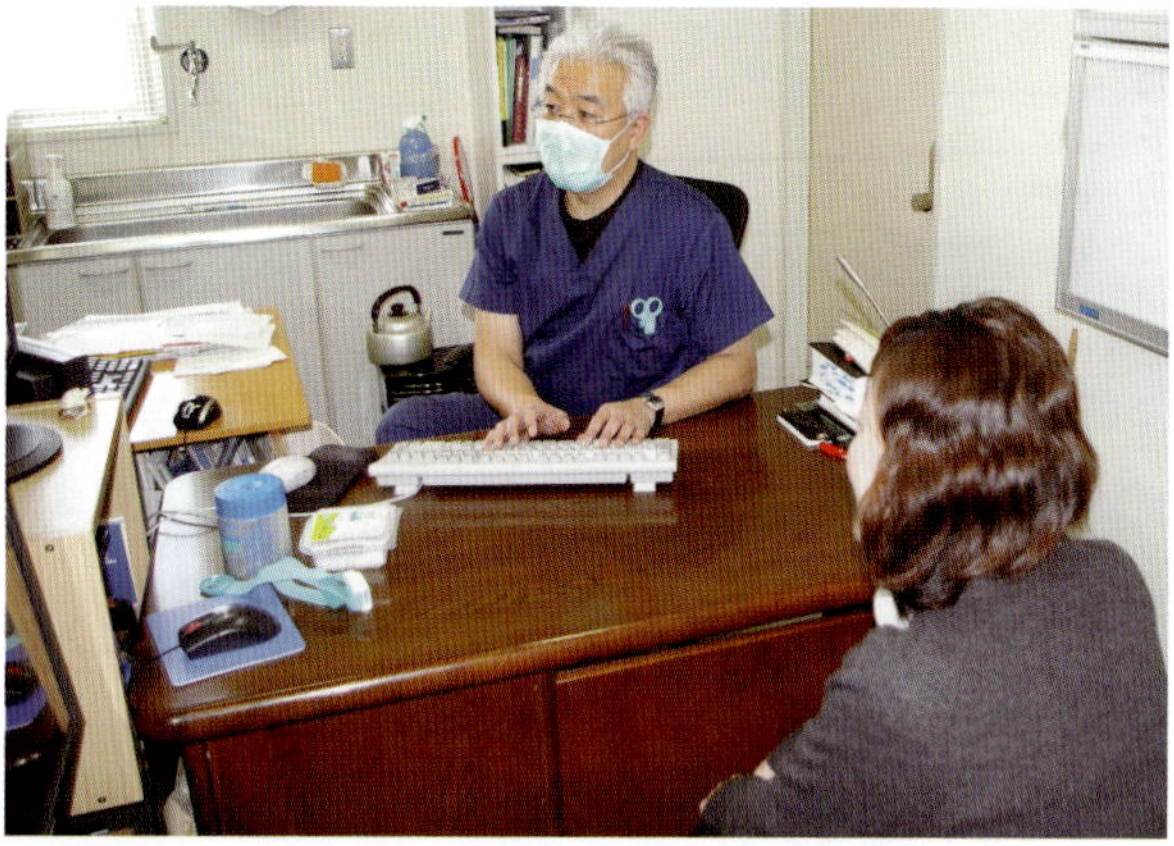

東野院長は、常に患者が納得のいく医療提供に努めている

「良い意味で全く病院っぽくない点はこのクリニックの大きな特徴ですね。病院特有の冷たい感じは全くしません。実際に来ていただかなければ、なかなかこの雰囲気はわからないでしょうね」と目を細める東野院長である。

そんな東野クリニックには、毎日色んな身体の不調を抱え、悩みや不安を訴える多くの患者が訪れる。前立腺がん、前立腺肥大、ＥＤ（勃起障害）、腎機能、男性更年期障害など実に様々である。

東野院長の専門分野である泌尿器科疾患から、うつ傾向などの心療内科系、風邪や糖尿病、高血圧、さまざまな外傷など、内科、外科的な分野にいたるまで実に多種多様だ。

その一つひとつの症状、一人ひとりの患者に真摯に向き合い、的確な診療を進めていく。

患者にとっては和やかで親しみあふれる雰囲気のこのクリニックも、東野院長にとっては、一時といえども手が抜けない、真剣勝負の戦場なのだ。

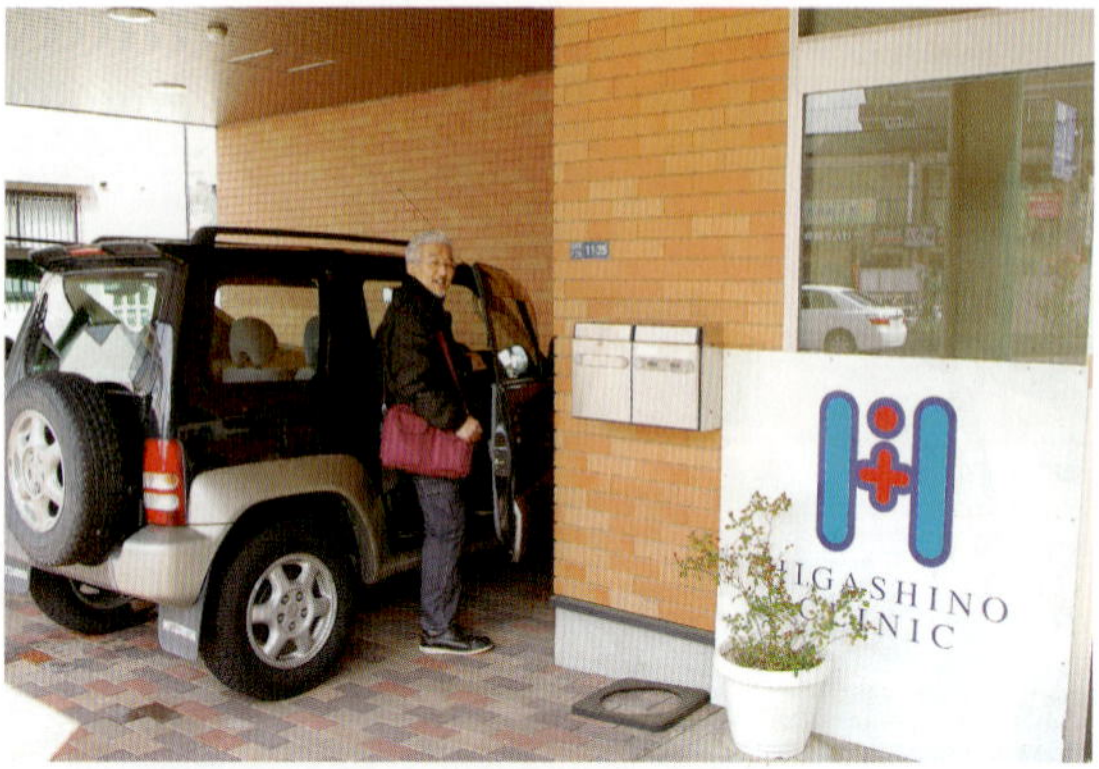

地域に住む人々にとって本当に必要な医療を求めて奔走する東野院長

自分の目標、生きがいを見つけて老後も健康に
常に最新の医療情報、検査・治療技術を修得

「高齢の方が病気にならないようにするには趣味など生きがいを見つける事、くよくよしない事、そして出来るだけ身体を動かしたり、勉強するなど。何でもいいのですが、とにかく自分の目標になるような活動を見つける事が一番のポイントです」

普段の生活の中で、頭と身体を使う事が健康な人生を送る上で大切なポイントだと東野院長はいう。

「食生活でいえば糖尿病、高脂血症、心筋梗塞など生活習慣病に気をつけながら食べ物を摂る事。『過ぎたるは及ばざるがごとし』というように、お酒にしても、ケーキなど甘いものにしても好きだからと摂取し過ぎる事なく自制心を持つ事が健康な生活に繋がります」

医師として東野院長は、疾病に対する治療や健康増進、病気の予防に向けたアドバイスを通じて地域の人たちの健康を支える。このため、常に最先端の医療情報や治療技術のチェック、修得に寸暇を惜しむ。

また最新の薬品や検査機器、治療器具などの情報を常にチェックし、その時々でベストなものを選んで患者への最適医療を提供している。

「色々試してみたり、思考錯誤する中で、今一番興味があるのは『代替医療』です。これは薬ではないけど身体にいいとされているものの総称です」

その中で東野院長が今後普及させていこうというのが「高濃度水素水」と呼ばれる水だ。

「水素が多く溶け込んでいる水で、身体の健康増進につながる効果があります」というこの水は、身体の酸化を予防するアンチエイジング（抗加齢）や、余分な酸素（活性酸素）を水素とくっつけて体外に排出できるデトックス（解毒）の働きがあるという。

高濃度水素水で健康増進とアンチエイジング
頻尿、残尿感は病気のサイン、一度専門医に

「体内の活性酸素を除去することによって、血管の内皮細胞を改善することができます。血の流れがよくなれば糖尿病や高脂血症など生活習慣病対策にも繋がります。ただ水を飲むだけなので、負担がなく続けられるのも高濃度水素水の大きなメリットです」

東野院長は、高濃度水素水を摂取する事で血流がよくなり、波及効果として様々な疾患予防、さらにアンチエイジングとデトックスの両方をカバー出来るようになると、その効用を語る。

「飲み続けていればがんや糖尿病など病気が治るという事では決してありませんが、こうした疾病の予防に確実に繋がり、日頃の健康維持のために大変有益だということです」

東野院長自らも毎日愛飲しており、現在水素水のメーカーや大学研究施設などと連携して、高濃度水素水の効果の裏付けや、用途展開に向けた応用研究が進められている。

「最近研究会の発表の中で、水素を投与したところ、移植腎の血液環流の状態が良くなったという発表がありました。こうした研究を積み重ねることで、きちっとした学術的裏づけを固めていくことが今後の課題です」と水素水の普及に尽力する。

「健康を維持するにはこういった水素水も効果的ですが、男性で、高齢になって気をつけなければいけない疾患の一つに前立腺がんがあります」と泌尿器科専門医として〝前立腺がん〟に警鐘を鳴らす東野院長。

医療機関での検診でも、最近は前立腺がんを調べる事ができるＰＳＡ（前立腺特異抗原）検査を実施するケースが多くなっているという。

東野院長は、ＰＳＡ検査で数値に異常が見られても、すぐに前立腺がんを疑うのではなく、再度検査

を繰り返す事が大切なポイントだという。最近ＰＳＡ検査の結果を見てがんではないかと不安がる人が多いが、ＰＳＡは前立腺肥大症や前立腺炎でも数値が高くなるという側面がある。

このため東野院長は、「ＰＳＡだけに頼らず、専門医にかかっての十分な検査が必要。本当にがんの疑いがあれば、組織検査を行うことを勧めます」とアドバイスする。ＰＳＡ検査の数値が高くてもすぐに心配を感じる必要はないというわけだ。

女性の場合では、頻尿・尿漏れ・残尿感は膀胱の状態が悪いというサインでもあるので要注意という。「尿漏れの原因となる尿道を支える筋肉（括約筋）がゆるんでいる場合は骨盤低筋群体操が効果的です。過活動性膀胱と呼ばれる、いわゆる頻尿の症状なら、蓄尿症状を改善する薬があります」と説明する。

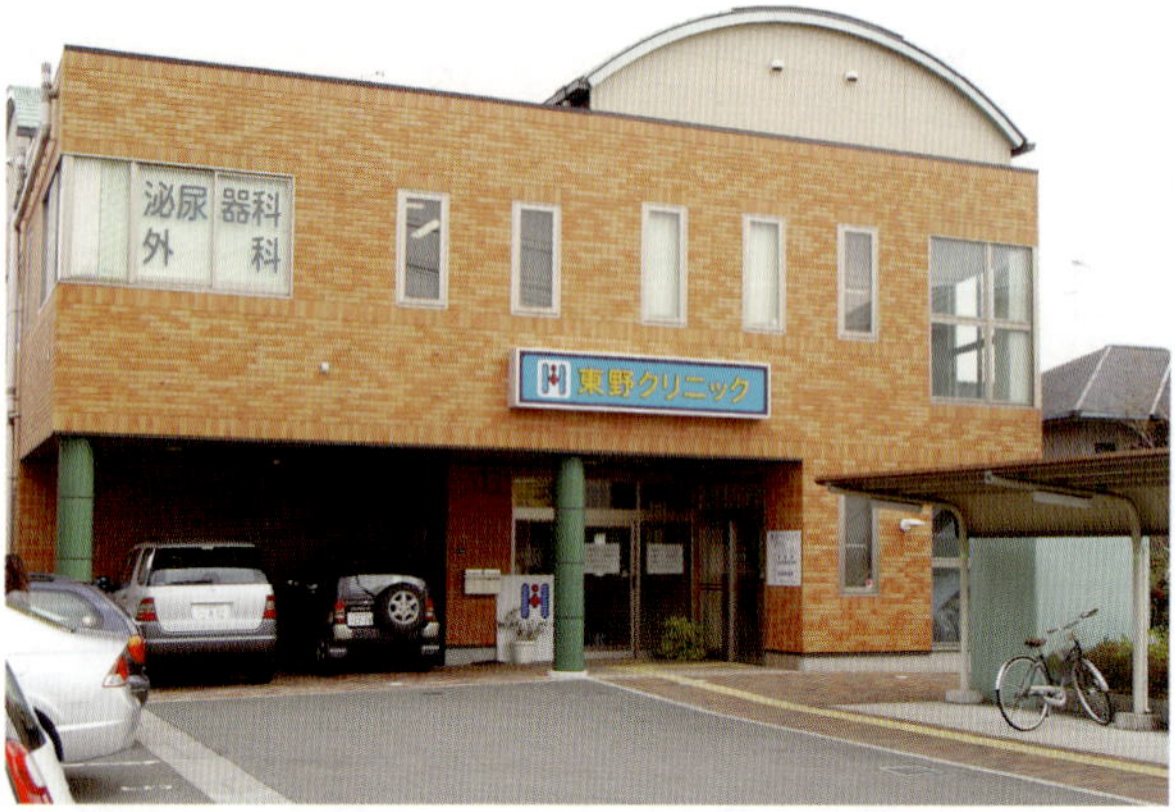

「また来たい」と患者が心から思えるような雰囲気のクリニック

地域の高齢者介護と福祉にも力を尽くしていく
使命感に燃え、最高の医療サービスを求めて邁進

東野クリニックを訪れる患者はやはり高齢者が多い。東野院長も「今の診療を続けながら、特別養護老人ホームや老人保健施設を手掛けていきたいですね」と、今後は高齢者の介護と福祉の分野に力を入れていく考えだ。

最近では、末期のがんなどで医療機関から見放されて、家族だけで病人の最後をみとるケースや、自宅での療養を余儀なくされる高齢者が急増している。

さらに病人の世話をしていた家族が過労と心労で倒れるケースも少なくなく、介護に耐えられずに途方に暮れる家族が、医療機関の慢性的な受け皿不足で増加している。また、高齢者が高齢者を介護せざるをえない「老老介護」も増えている。

　こうした時代背景の中で東野院長は、「一人でも多くのおじいさん、おばあさんやご家族がいつでも快適に暮らせるようにサポートしていきたいと思っています。そのためにはエンドステージを迎えた方のための施設づくりが急務の課題です」と力を込めて語る。

　地域に住む人々にとって本当に必要な医療とは何なのか。その一点に回答を求めて日々医療活動に没頭し、奔走する東野院長。医師としての使命感と、ただただ患者のために働くそのシンプルで真摯な東野院長のライフスタイルに誰もが共感し、共鳴する。

　家族と音楽を愛する四十七歳。常に笑顔を絶やさず周囲を明るくし、思わず生きる意欲を湧き立たせてくれる、魅力溢れる頼れる町のドクターだ。

PROFILE

東野　誠

（ひがしの・まこと）


昭和38年6月1日生まれ。大阪府出身。医学部卒業後、大阪大学泌尿器科入局。箕面市立病院、市立池田病院、協仁会小松病院、公立学校共済組合近畿中央病院泌尿器科医長。摂南総合病院泌尿器科医長。

日本泌尿器科学会認定専門医。日本性機能学会認定専門医。日本化学療法学会会員。日本メンズヘルス医学会会員。日本排尿機能学会会員。日本老年泌尿器学会会員。

INFORMATION

東野クリニック

■ 所在地
〒665 − 0881
兵庫県宝塚市山本東3 − 11 − 25
TEL　0797（80）1234

■ 診療内容
泌尿器科・内科・外科
（前立腺がん、前立腺肥大症、ED治療、更年期障害、尿路結石、尿路感染症、急性膀胱炎、慢性膀胱炎、プラセンタ治療）

■ 院長からひとこと
　当科の診療スタイルは、まずお話をして、どのようなことが考えられるか、それによってどのような検査が必要かをまず説明します。

　そのうえで、検査・治療の方法を患者様の希望になるべく沿うように努力し、患者様の納得の行く検査・治療を進めたいと考えています。（医者がこういうので……という時代ではありません）

赤ちゃんからお年寄りまで明るい雰囲気で痛くない治療を目指す
小児矯正から総入れ歯まであらゆる世代の歯の健康を支える

医療法人 光風会 平賀歯科医院 ―― 理事長・院長 平賀 敏人

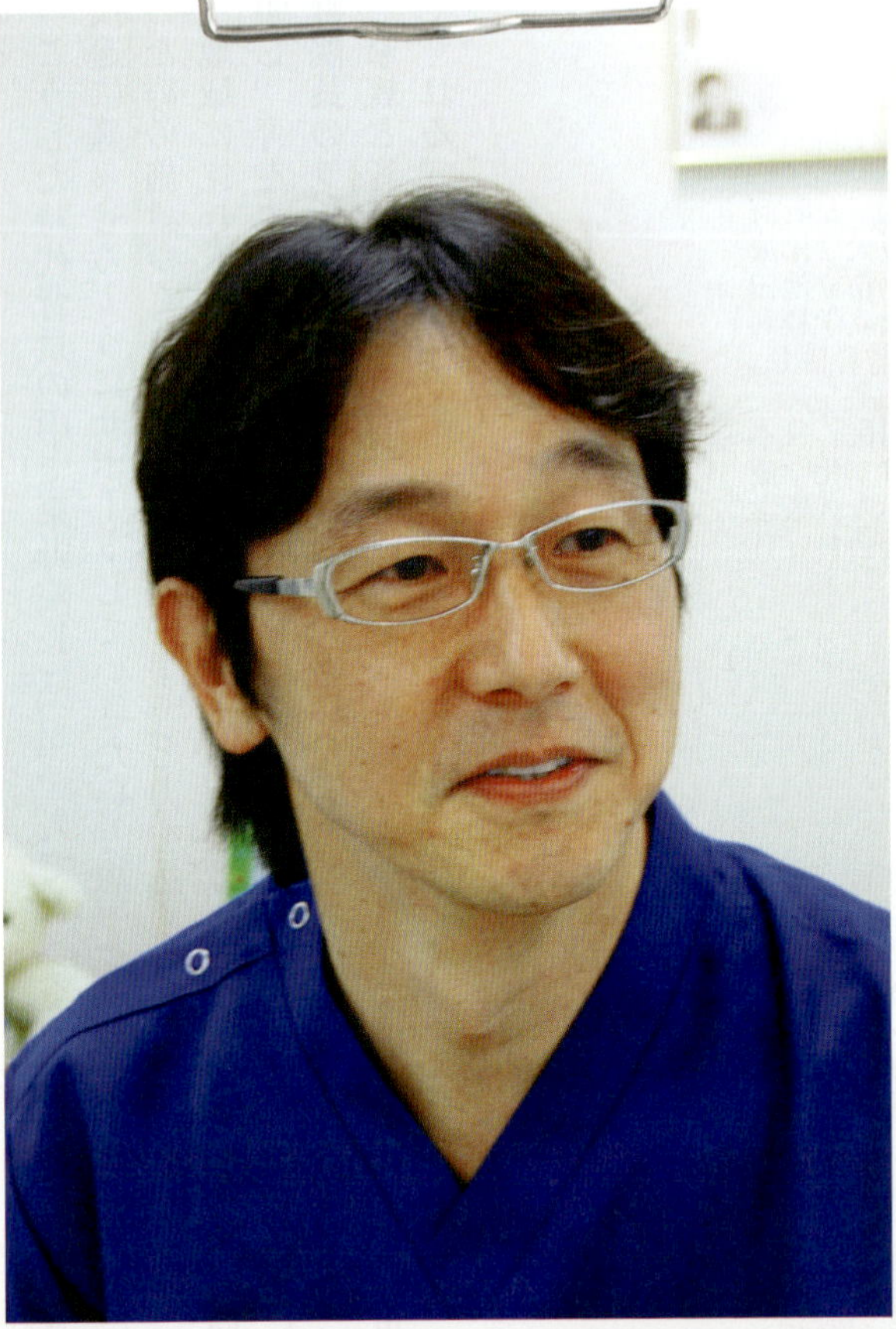

「さまざまな患者さん一人ひとりの症状に合った最適な治療を提供できるように心がけています」

虫歯や歯周病の治療から入れ歯やインプラントの施術。歯並びの矯正からかみ合わせや顎関節症の治療まで歯科の領域は幅広い。

子供からお年寄りまで、すべての年代に共通して歯科医のお世話になる。老若男女を問わず歯科医院はみんなの病院であり、歯科医はみんなのお医者さん。

みんなの歯医者さんそのままに、年齢を超えて懇切丁寧な歯科治療と評判なのが、東大阪市八戸ノ里にある平賀歯科医院である。〝楽しく診療する〟をモットーにした明るい雰囲気で、地域のみんなから慕われ、絶大な信頼を集めているのが院長の平賀敏人さんだ。

平賀院長は、総入れ歯と小児矯正とかみ合わせを得意とした治療に定評がある。診療の傍ら、入れ歯や小児矯正についての講演活動を行うほか、後進の歯科医師や歯科衛生士の卵に教鞭を執るなど、精力的に活動する今、最も忙しい歯科医といえる。

「私たち開業医は赤ちゃんから寝たきりのお年寄りまで、あらゆる世代の方々の歯の健康を支えていかなければなりません。一人ひとりの患者さんは年齢も違えば歯並びやかみ合わせも違います。さまざまな患者さん一人ひとりの症状に合った最適な治療を提供できるように心がけています」

こう語る平賀院長は、大阪大学歯学部を卒業後同大学で3年間の研修を経て、小児科専門医、インプラント専門医の下でさらに研修を重ね、専門治療の技量に磨きをかけてきた。平成7年から父親が開業していた平賀歯科医院で勤務し、平成9年、父親の他界にともなって院長を継ぎ、今日に至っている。

歯並びのバランスを整えて長期にわたる歯の健康を
入れ歯やインプラント治療には模型を用いて完璧に治療

人の成長は乳幼児が最も著しく、次いで思春期に著しく成長する。歯も同じだ。幼児期を経て、小学校低学年ともなると、歯は乳歯から永久歯に生え変わる。この歯の生え変わり時期に、人それぞれに歯並びやかみ合わせが変わっていく。そして年をとり、大人になるとまた様々に変化する。

「歯のかみ合わせが不自然なまま長年生活していると、やがて歯の咬耗がおこり歯周病や虫歯になって歯の喪失を起こして、比較的早い時期から入れ歯が必要になってしまうケースが多い」

つまり、不自然なかみ合わせを放置していると、将来歯が抜けやすくなってしまう恐れがあるというのだ。

日常の臨床で平賀院長が良く目にするのは、上顎の2番（前から2番目の歯）が内に入り込み、歯が中に入った形で八重歯になっているケースだ。また、下の歯が内に倒れ込んでいる状態も見受けられるという。

「こういう場合、左右のバランスが崩れている場合が多いにもかかわらず、歯をキレイに並べる事だけを主眼として補綴をしてしまうと、後で治療が大がかりになるなど大変な事態を招く恐れがあります」

平賀院長の言うには、見た目のキレイさだけではなく、かみ合わせのバランスをしっかり整えることが、長期的に歯を健康に保つ上で非常に大切なことなのだ。

「歯の摩耗・咬耗の状態や、抜けている歯の状態、歯並びなど、全てがその人の歯の履歴です。それを正しく診断しなければその人にとって本当に最適な治療は行えません。歯の履歴を治療に活かす事が良い治療に繋がっていくんです」

治療前に必ず歯の模型を用いて診断し、その上で、インプラントや矯正、入れ歯など今後の方針を決定させていくのが平賀院長の豊富な経験で築きあげた診療スタイルだ。

「インプラントや入れ歯など、歯の無いところに歯を作るという治療は、フィットさせるのが非常に困難な作業です。患者さん一人ひとり歯の大きさや形が全く違います。それだけに、こうした治療を完璧に成功させるためには、模型診断を用いた診療は絶対に欠かせません」と言い切る。

永久歯への生え変わり時期が矯正のベストタイミング
患者一人ひとりにフィットする入れ歯を作成

平賀歯科医院では、簡単な症状を除いて大人の矯正治療は矯正の専門医を紹介している。ただ、乳歯から永久歯へ歯が生え変わっていく時期の子供の場合は、院長自ら矯正治療を施していく。

平賀院長の説明によると、6歳前後から小学校高学年にかけての時期は、乳歯から永久歯に生え変わる時期で、歯並びやかみ合わせがずれてくる時期でもあるという。

大人になってから矯正すると費用も時間もかかり、抜歯がほとんどの場合前提となってしまう。しかし、小学校の低学年のように早い時期に適切な矯正装置を用いれば、かなり改善して上手くいけば将来矯正しなくても満足できる状態になるのだ。

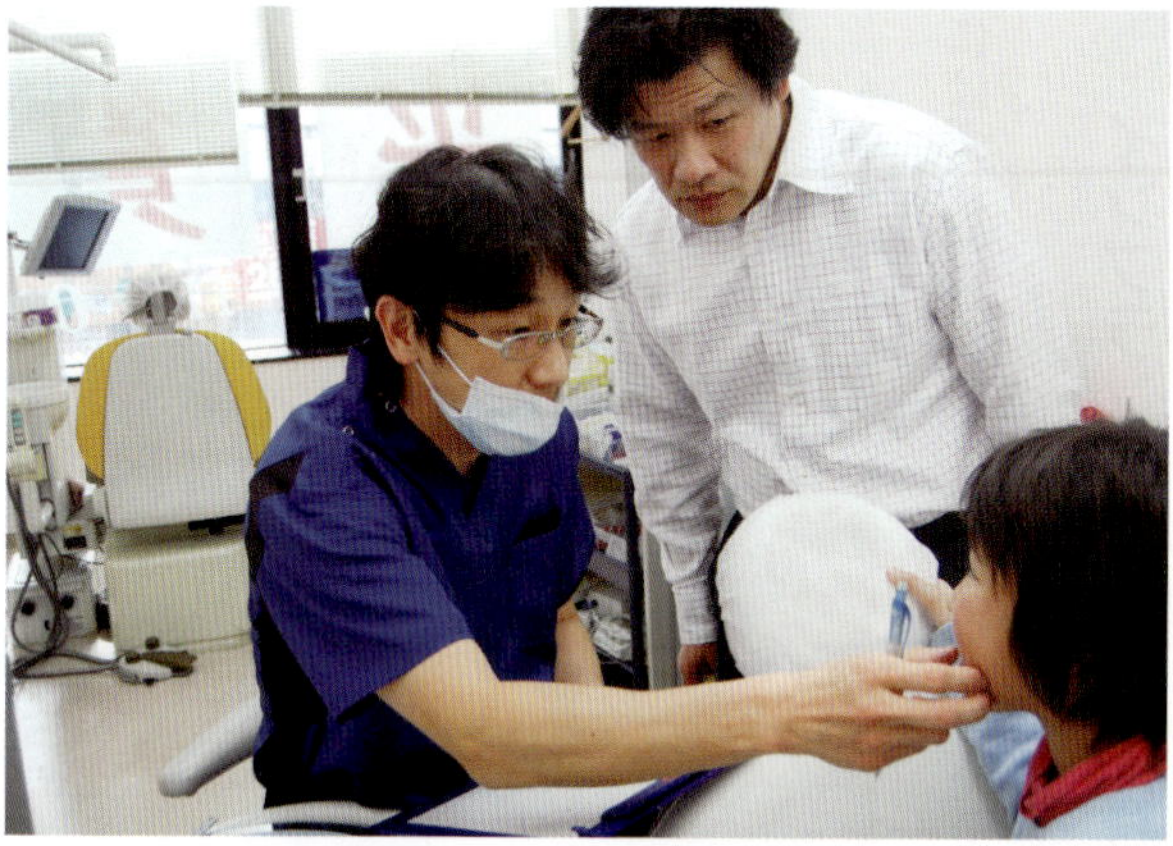
"楽しく診療する"をモットーにした明るい雰囲気で、地域のみんなから慕われている。治療中の平賀敏人院長。

「子供のころからきちっとした矯正治療を行っておけば、費用も治療期間も大幅に短縮することができます」と平賀院長。子供の頃から矯正を行う事が歯の健康に大きな影響を及ぼすというわけだ。

とくに歯の生え変わり時期は、痛みも経済的負担も最もかからない最も理想的な矯正のタイミング。「この頃というのは、歯を容易に動かす事が出来る時期で、矯正に伴う痛みや、装置による負担を最小限に抑えられるんです」と熱っぽく語る平賀院長。

子供のころは良いとして、大人になって様々な要因から自分の歯が抜け落ちてしまった患者に対しては、インプラントと入れ歯治療で対応。

歯がほとんど抜けてしまった患者に対して総入れ歯を行なう場合、平賀歯科医院では患者本位の治療に専念する。

「総入れ歯を行なう患者さんには、何より痛みがなく外れにく

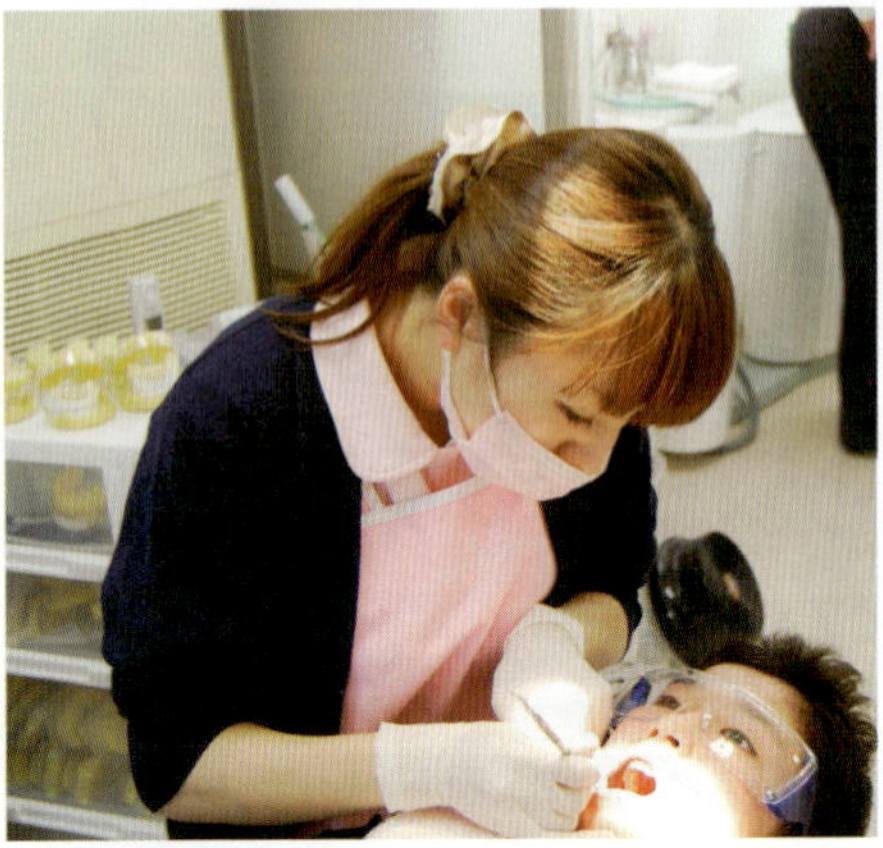

楽しい雰囲気の中で、痛くない歯の治療を一が平賀歯科医院のモットーだ。

いものを作ってあげることが大変重要です」とは平賀院長の弁。

まず模型診断に基づいた位置に、人工の歯を配列していく。この場合、舌の動きを妨げないようにする事がポイントだそうだ。これによって、総入れ歯を装着後、しっかり噛めて良く吸着するようになるという。

さらに平賀院長は、口内に気持ちよくフィットする入れ歯を作るために、入れ歯の作成に携わる歯科技工士と絶えず密接な連絡を取りあって情報を共有している。

さらに、患者の顔色や姿勢、表情もきめ細かくチェックする。これらのデータはすべて気持ちよくフィットした、満足のいく入れ歯作りに生かされていくのだ。

「せっかく高いお金を払って入れ歯を作ったのに、すぐにはずれたり痛くてかめなかったりでは患者さんも気の毒ですし、作った意味がありませんからね」

インプラント治療は何より咬合を最重点に置いて進める
入念なメンテナンス　歯周病に対し細心のチェックと治療

平賀歯科医院のインプラント治療は、何より咬合を最重点に置いて進められる。このため、必ずCT（コンピューター・トモグラフィ）を撮った上で治療が行なわれる。

「インプラントは歯を失った人に対して行うものです。したがって、その原因である虫歯や歯周病をきっちり治して、なおかつ定期的に来院できる患者さんのみに治療を行っています」と平賀院長はインプラント治療への心構え、条件をあらかじめはっきりと宣言する。

インプラントは人工の歯だけに、治療後も定期的にメンテナンスをしなければ、患者さんにとってその効果を十分に享受することが出来なくなる恐れがある。

歯が抜け落ちるには色んな理由があるが、その大きな原因の一つが歯周病だ。それだけに、インプラント治療を行なっても、引き続き歯周病への入念なチェック、治療を怠ると折角のインプラントを損なうことにもなるのだ。

これについて平賀院長は次のように説明する。

「歯周病の治療は、薬の進歩で今まで手術が必要だったような場合でも抗生物質を用いて定期健診を怠らなければ、容易に治すことができます。虫歯の治療などで詰め物やかぶせものを行う場合、私の医院では可能な限りオールセラミックやプラスチックを用いています。歯と同じような白い材質を用いるので、見た目の違和感も全くなく、患者さんに大変好評です」

とくに平賀歯科医院では、治療前と治療後の口腔内の写真を撮影して、患者に治療後の変化を確認してもらっている。

安心して気楽に来院できる明るい歯科医院の空間づくり「痛くない歯医者さん」を目指して電動麻酔器を導入

小児矯正や入れ歯、インプラントに歯周病、虫歯治療など、一つひとつの治療に、患者目線でも深いこだわりをもって真摯に取り組む平賀院長。平賀歯科医院は、こうした歯科医院本来の治療はもちろん、〝歯科医院は怖くて痛い所〟という昔からのイメージを払しょくするため、患者に安心して、気楽に来てもらえる空間づくりに力を注いでいる。

「患者さんに喜んで歯科医院に来て頂くためには、私たちスタッフが元気に楽しく治療に携わらなければなりません。スタッフみんなには、出来る限り明るい雰囲気で仕事をするように努めています」

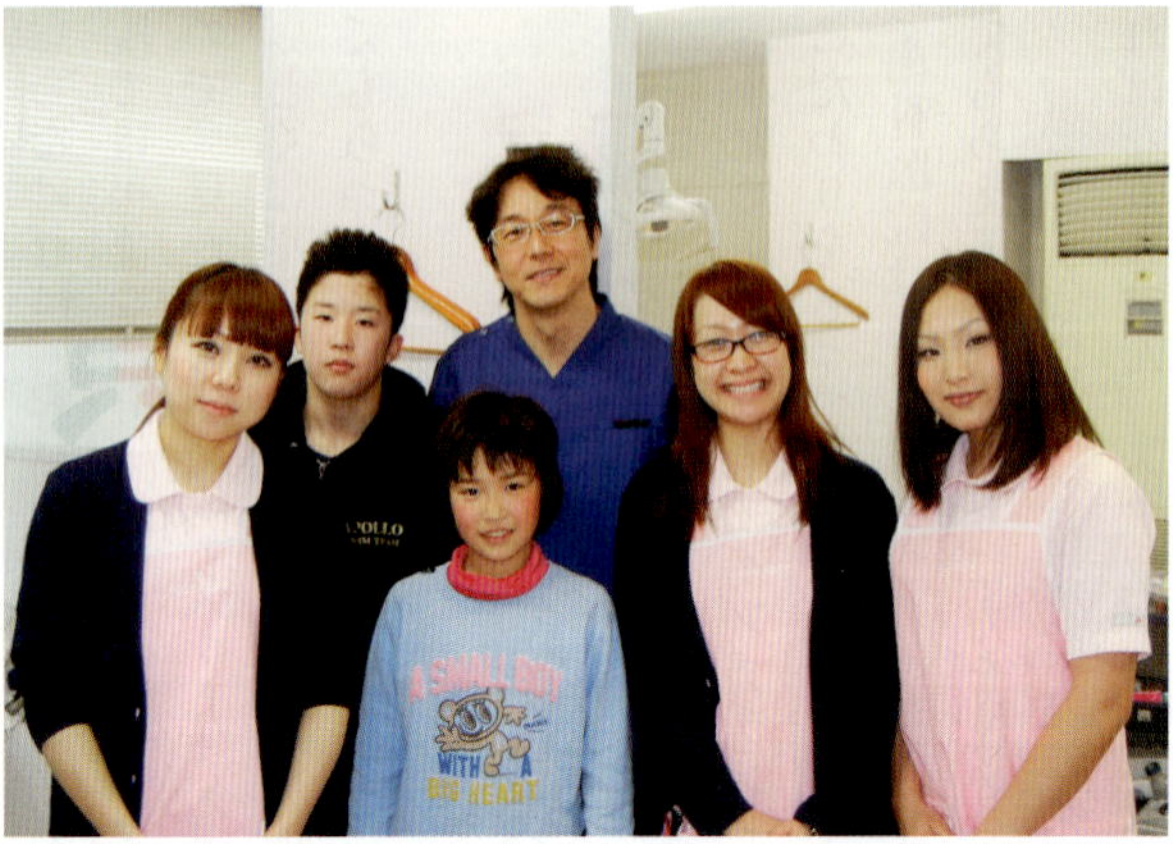

平賀院長をはじめ、受付や衛生スタッフはみんな気さくで明るい

平賀院長をはじめ、受付や衛生スタッフはみんな気さくで明るい。一歩医院の中に足を踏み入れると、誰もがホッとするような空間づくりに精魂が込められている。

ほっとする気楽な雰囲気の次は、『痛くない歯医者さん』の実現だ。平賀院長は、「苦痛のない歯科治療ができれば」と、無痛治療を積極的に取り入れている。

歯科治療で嫌なものは、歯を削るとき特有の「キーッ」という音と麻酔の注射だ。平賀歯科医院では、麻酔を行う時の痛みを出来るだけ緩和するため電動麻酔器を使用している。

これまでの麻酔は、手で圧を加えて液を入れるため、強圧になり麻酔中も痛みが続いていた。

「電動麻酔器なら一定のゆっくりしたスピードで入っていく。また、施術者も軽くセンサーを当てるだけなので、患者さんに圧が全くかからず、痛みをほとんど感じずに麻酔を行う事ができるんです」と平賀院長。

さらに『カプリ』という麻酔液のウォーマーを使って液を体温と同様にまで温め、痛みを和らげるなど、痛くない歯科治療に熱心に取り組んでいるのだ。

子供の頃から歯の健康に気遣った生活習慣を！食事はよく噛もう　正しい姿勢でいつまでも健康な歯を

楽しい雰囲気の中で、痛くない歯の治療を——。患者本位の確かな治療で地域の歯の健康を支えている平賀院長。「将来にわたって健康な歯を保つためには、出来るだけ子供のうちから歯の健康に気を使った日常生活を送って欲しい」とアドバイスする。

とくに食事時には、「テレビを見ずに家族で楽しく食事し、良く噛んで食べる。お茶などの飲み物は食べ終わった後に飲むようにして欲しい」と平賀院長。

食事と歯の健康は密接不可分だ。もちろん身体全体にいえることだが、同じように日常生活の中で姿勢を正すことは心掛けたい。姿勢が悪ければ咬合の悪化を招き、健康を損なうもとともなる。

学童児などがゲームで遊ぶ時も、30分や1時間など時間を限定して姿勢を正して行うことが大切だ。学校や家での勉強も正しい姿勢を心がける。こうしたことを続けるだけで、かみ合わせを含めた歯の健康維持に大きな効果があるという。

気さくで親しみやすい雰囲気を漂わせながらも、歯科医療に対しては妥協を許さず真摯な姿勢で取り組む姿が印象的な平賀院長。地域の歯科医療への貢献に期待は大きい。

PROFILE

平賀敏人（ひらが・としひと）

昭和38年7月生まれ。平成元年大阪大学歯学部卒業。大阪大学で研究生として3年間研修。小児歯科専門医、インプラント専門医などの下で研修を積む。平成9年父親の後を継ぎ平賀歯科医院院長に就任。平成10年大阪大学博士（歯学）を取得。平成14年4月より大阪大学非常勤講師をつとめる。平成15年度より新大阪歯科衛生士専門学校講師。
大阪大学歯学博士、大阪大学非常勤講師、新大阪歯科衛生士専門学校非常勤講師、東大阪西歯科医師会常務理事、西日本歯科研究会講師。

INFORMATION

医療法人光風会
平賀歯科医院

■ 所在地
〒577-0801 大阪府東大阪市小阪2－19－8 YM八戸ノ里ビル2F
TEL 06（6788）0282
HP http://www.hiraga-dental.com/
ブログ http://blog.livedoor.jp/eritchtakatch/

■ 診療内容
一般歯科・小児矯正・入れ歯・インプラント・ホワイトニング

■ 診療時間
月～土 9：00～19：00、但し水・土は9：00～12：00
休診 日曜・祝祭日

■ 分院（平成23年4月開院）
〒553-0006 大阪市福島区吉野1丁目1番16号
ロコデンタルクリニック
土日診療
TEL 06（6225）7104

■ 平賀歯科医院のモットー
当たり前の治療を当たり前に。

元気に年をとるためのサポートを

診療を通して健康・生きがい・感動を提供

ふるたクリニック
――院長 古田 一徳

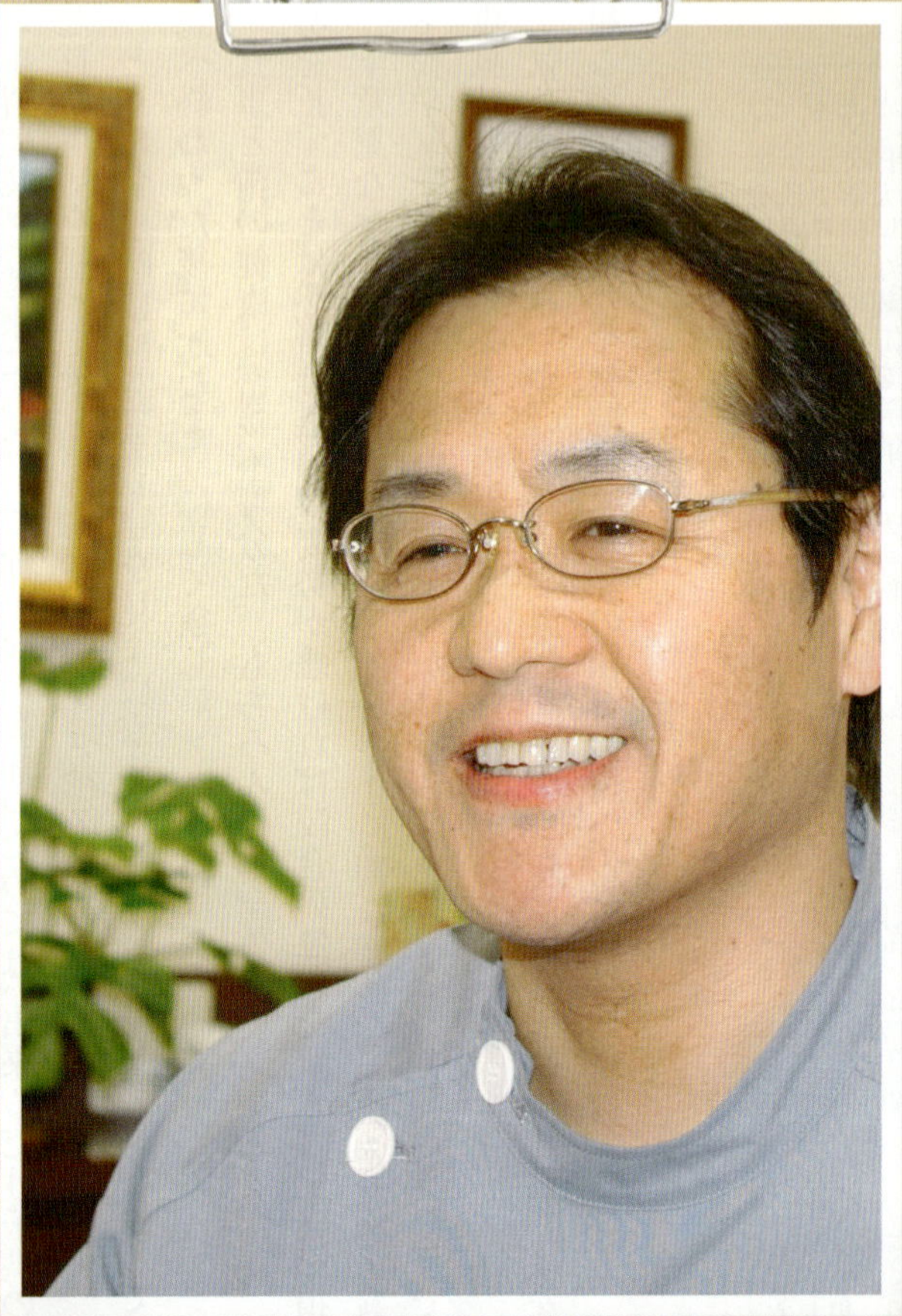

「専門に特化しながらも、地域のかかりつけ医として身体全体の健康を管理していくのが理想です」

医学の進歩で国民の寿命が延び、今日本の平均寿命はおおよそ男性79歳、女性86歳だ。65歳以上の高齢者も国内総人口の25%を超え、超高齢化社会への道を歩んでいる。

この流れの中、新たに〝健康寿命〟という概念が生まれた。死ぬ直前までいかに元気に過ごせるか、ということが大きな課題として登場してきたわけだ。

こうした時代背景から、肝臓専門医である古田一徳医師は「元気に年をとるためのサポートをしたい」との想いから二〇一〇年にふるたクリニックを独立開院した。

地域のかかりつけ医として、身体全身の健康を管理し、質の高い医療と細やかなサービスを提供。開院からわずか七カ月で、地域社会から大きな信頼を集めている。

「がんをはじめ、どんな病気でも早期診断・早期治療はとても大切です。深刻な状況になる前に治療ができれば、患者さんの負担も減り、医療費の削減にも繋がっていきます」

北里大学医学部を卒業後、外科医として何千件もの手術をこなしてきた経歴をもつ古田院長。中でも肝臓・膵臓・胆嚢領域は、専門医として多くの患者の手術、治療にあたってきた。

肝臓の異常は早期発見・早期診断が重要 コミュニケーションを重視し納得のいく治療を

「肝・胆・膵の異常は自覚症状がなく、早期に病気を見つける事が困難な臓器です。異常が発見された時には病気がかなり進行しているといったケースも少なくありません。私たちのクリニックを通して肝臓・膵臓・胆嚢領域の疾患について、もっと皆さんに知って貰い、早期発見、早期診断の大切さを啓蒙していきたいと思います」こう語る古田院長。

ふるたクリニックでは内科・外科・小児科を診療科目に掲げ、古田院長の専門分野である肝臓・膵臓・

胆嚢の診断・治療・治療の経過観察を柱として、身体全身の異常にも幅広く対応している。

「専門に特化しながらも、地域のかかりつけ医として身体全体の健康を管理していくのが理想です」

日々この理想を胸に実践に励む古田院長だ。まずは時間をじっくりかけて患者とコミュニケーションを取り、要望や症状を細かに聞いていくのが古田院長の診療スタイルである。

さらにレントゲンや超音波、血液検査を駆使して容体を正確に診断。診断の結果と患者の希望によって、クリニックでの治療、あるいは連携する医療機関を迅速に紹介していく。一人ひとりの患者にとって最良の医療提供に努めている。

副作用なくがん治療が行える高濃度ビタミンC
血液サラサラ効果のあるオゾン療法・血液クレンジング

「保険のきかない点がネックですが、がんの患者さんには超高濃度ビタミンC治療をお勧めしています」

この超高濃度ビタミンC治療は、がんの予防や美容アンチエイジングにも効果的だが、「がんが著しく進行して通院していた病院から見限られてしまっても、治療を諦めたくないという患者さんに最も適した治療法です」と説明する。

ビタミンCを七五g～一〇〇gと大量に投与し、組織内に過酸化水素が発生してがん細胞を殺していく。

「副作用の無い点が最大の利点。身体に負担なくがんの治療を続ける事が出来るんです」というもので、がん治療にともなう身体的負担に苦しむ患者や、アンチエイジングとして美肌効果を求める患者に効果を発揮する治療法だ。

高濃度ビタミンCなど点滴療法を積極的に取り入れている古田院長は、肝炎・肝硬変に効果を発揮するとしてオゾン療法（血液クレンジング）も導入している。

「抽出した血液にオゾン（空気）を混ぜ、また体内に戻してあげる。そうする事で血液をサラサラにする効果があります」

肝炎や肝がん、肝硬変の治療には現在もインターフェロンが用いられているが、時に発熱や頭痛などの副作用があり、患者にとっては辛い治療を強いられることがあるという。

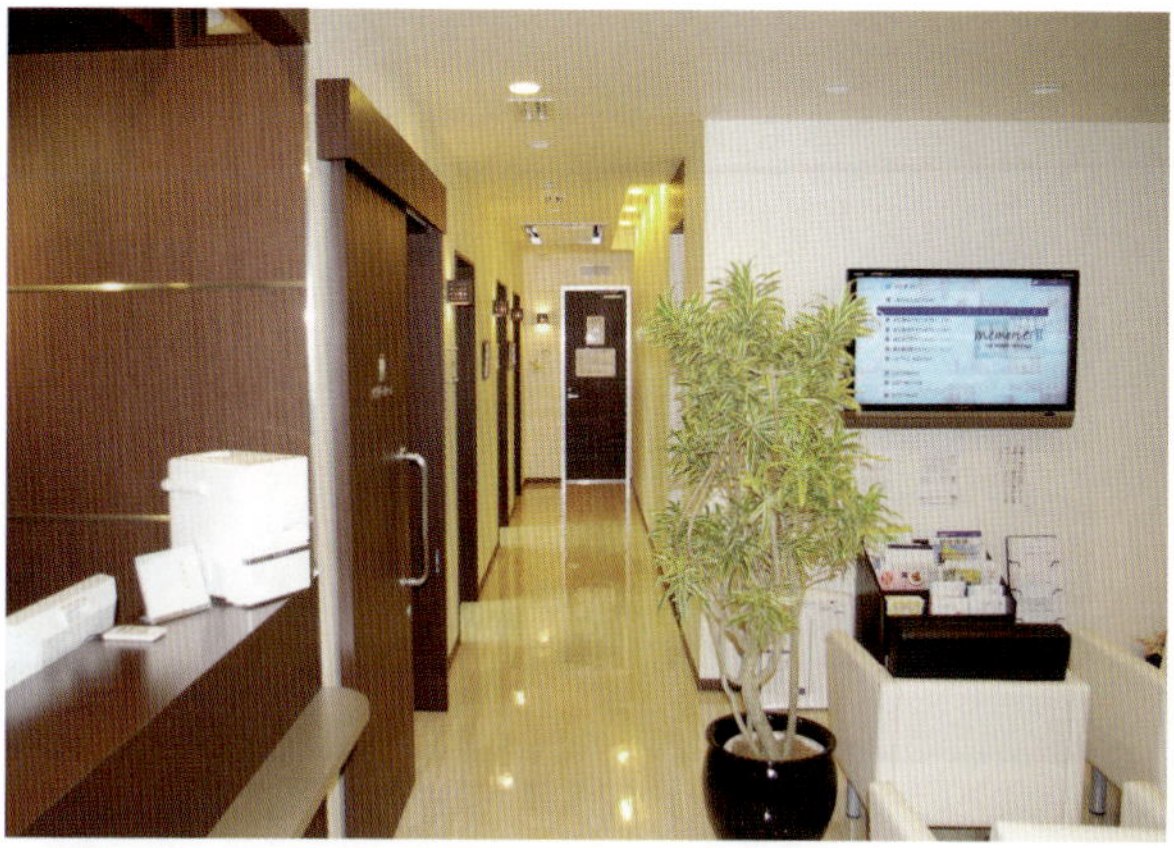

医療もサービス業という考えのふるたクリニック

これに対して「オゾン療法であれば、副作用の心配なく肝臓疾患の治療が行え、患者さんの負担を大幅に減らす事ができます」とその特徴を説く。

オゾン療法は、ヨーロッパでは保険治療として認められている。血液をサラサラにする事で、肝臓疾患だけでなく肩こり、冷え性、膠原病、動脈硬化や心筋梗塞に効果を発揮する。

「細胞の若返りや疲労回復にも効果があり、患者さんの希望に合わせて多くの方に受けて頂いています。遠くから来られる患者さんもいらっしゃいますが、継続的に受けて貰わないといけない治療なので出来るだけその方の近くで実施している医療機関を紹介しています」

日本ではまだ取り入れている医療機関が少ないこの治療法を、古田院長はいち早く導入に踏み切った。

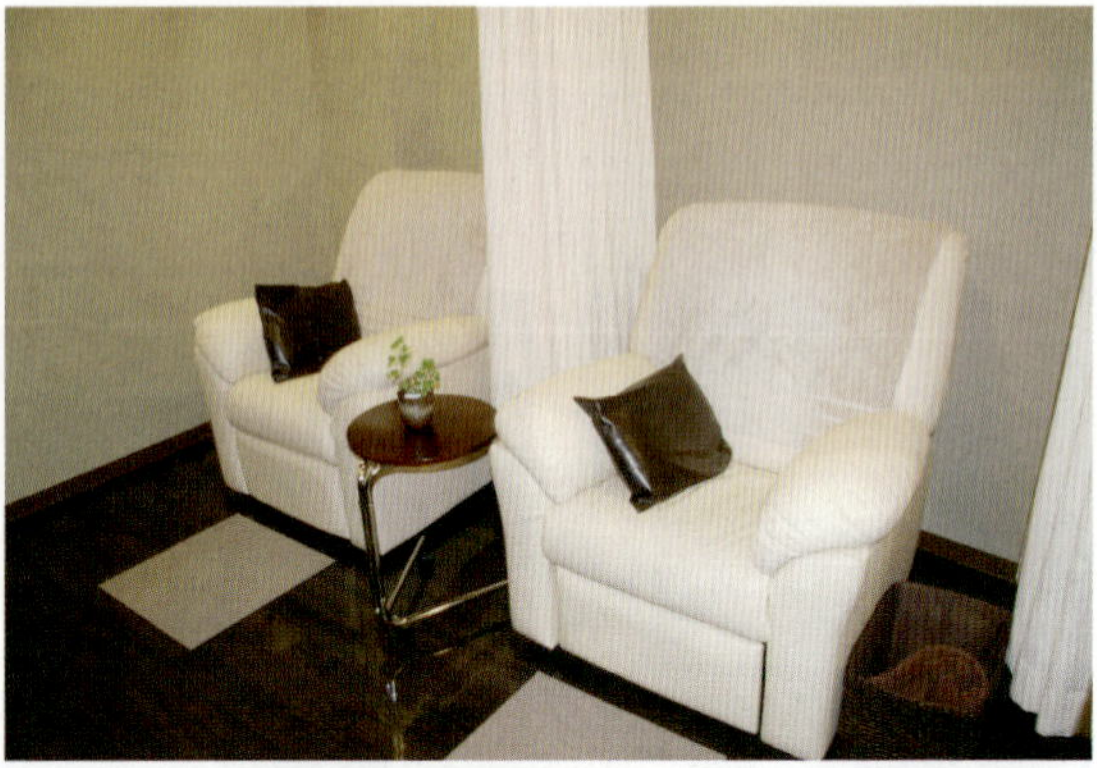
患者がリラックスして身体を癒すことができる空間だ

栄養素たっぷりのプランセンタでアンチエイジング
気軽に受けられる点滴療法で健康増進

さらに古田院長は今、アンチエイジングで注目されて徐々に認知されつつあるプラセンタの取り扱いも行っている。「哺乳動物の胎盤であるプラセンタは元々肝臓の働きを活性化させる薬だったのです。ところが、服用している患者さんから『シミが薄くなった』、『肌の状態が良くなった』、『疲れにくくなった』などの声が多くよせられ、今は美容や若返りのために受けにこられる患者さんも増えています」という。

プラセンタには三大栄養素であるたんぱく質・脂質・糖質に加え、酸素やビタミン、ミネラル、アミノ酸が結合した活性ペプチドから構成されており、様々な身体の不調に効果が期待できる治療法なのだ。

良いと思ったものは、新しいものでも積極的に治療に取り入れていく古田院長。パーキンソン病の機能改善や病気の進行を遅らせる効果を発揮するというグルタチオン療法。肩こりや腰痛、冷え性、夏バテ、二日酔い、疲労回復などに効果のあるマイヤーズカクテル・にんにく注射などの点滴療法。

患者の状態や希望にあわせて、こうした点滴治療を使い分けて実施している。

「普段余り耳にしない治療法ですが、副作用もなく楽に受けられるものばかりなので、ちょっと身体の調子がおかしいなと感じたら気軽に受けてください」と勧める。

様々な治療法を駆使して身体全身の不調に対応していく古田院長だが、「ちょっとしたことでも気軽にクリニックに来てほしい」との想いから、院内は病院らしくない明るい、親しみやすい雰囲気づくりに努めている。

親しみやすい院内雰囲気と究極の医療サービス
健康な人生を送るポイントは正しい食生活

「患者さんが居心地のよさを感じて貰えるような雰囲気にしたかった」ということで、医院の入り口やトイレ、待合室、点滴室には観葉植物やアロマオイルと空気清浄機を設置している。

病院特有の薬品臭は全くなく、院内全体からお洒落なカフェや美容室を思わせる雰囲気が漂う。「ただ医療を提供するだけでなく、プラスアルファのサービスを感じて頂き、患者さんが喜び、何度でも来たくなるようなクリニックを目指しています」

スタッフ全体の接遇マナーにも力を入れている。立ち振る舞いや言葉遣いも洗練され、患者が気持ち良く治療を受けられるようきめ細かい対応を徹底している。

「医療もサービス業という考えで、患者さんがリラックスして、身体を癒して頂ける場所にしたい」という古田院長は、ホテルや高級レストランでサービスマナーを研究し、自ら〝これは必要だ〟と感じた作法をクリニックに取り入れているのだ。

細やかな心配りと居心地の良い空間の中、質の高い医療を提供するふるたクリニック。古田院長は病気の早期発見・早期診断と共に、病気にならないための予防が大切だと語る。

「高齢になっても元気でいるためのポイントは食生活です。今は添加物や農薬入りの外国産が日本の食卓に上る機会が増えていますが、出来るだけ国産で無農薬のものを食べる習慣をつけて欲しい」と無

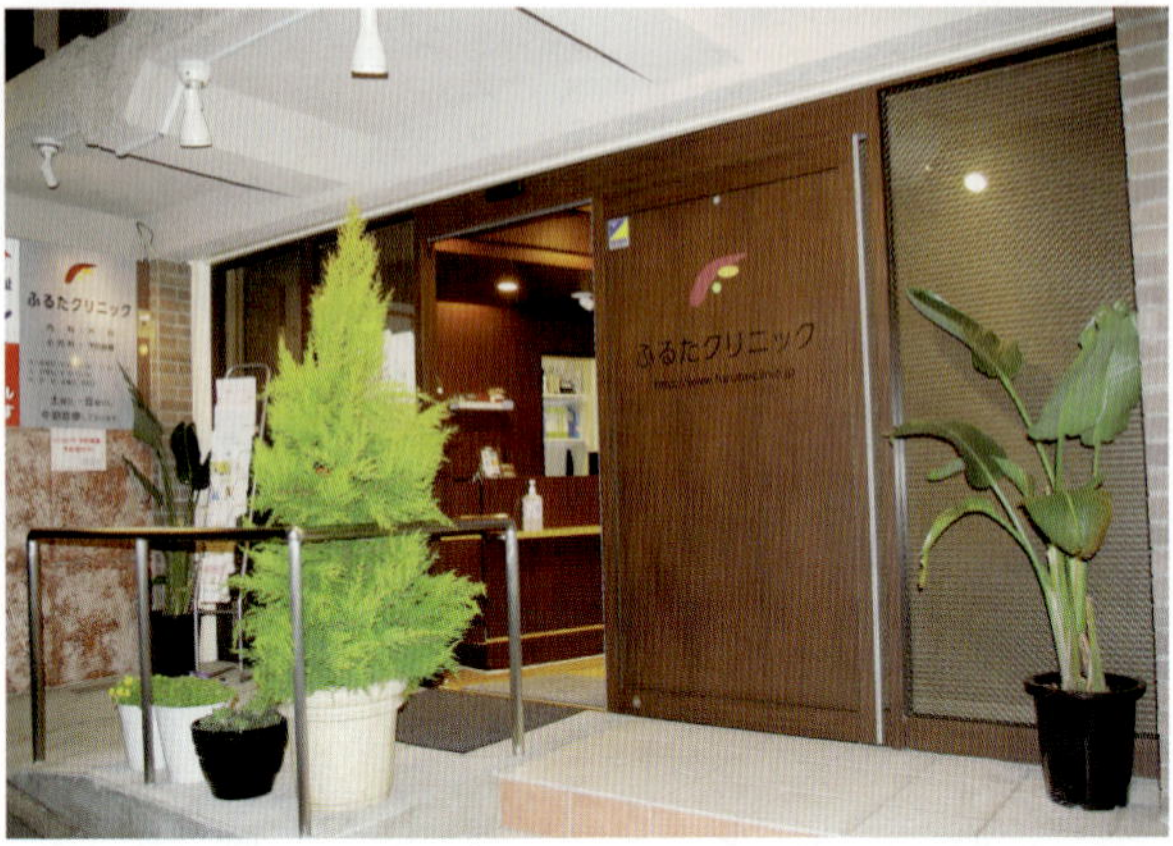

元気に年をとるためのサポートをしたいとの思いから2010年開院した

農薬の食材を勧める。

また、「魚も一部には水銀が含まれているので、週に一回程度など、頻度をコントロールしながら摂るようにするのが理想です」と古田院長。

食は肝臓・膵臓・胆嚢を含め、身体全身の健康に関係する。食生活を改善する事が、高齢者の健康に大きな影響を及ぼすと古田院長は力説する。

病気にならない人生を実現して欲しい 国内オンリーワンクリニックを目指す

「私が独立開業しようと思った理由の一つは、一人ひとりの患者さんに対して時間をかけてじっくり診てあげたいということです。医師として食生活や普段の生活に対するアドバイスを行い、患者さん自身が健康に対する意識を高く持ち、病気にならない人生を実現してほしいと思っています」こう語る古田院長は病気や寝たきりにならない事が、ひいてはこの国の医療費の削減に繋がっていくと説く。

「今後も患者さんに満足して貰えるクリニックを目指して、どこのクリニックにもひけをとらない医療とサービスを提供していきたい」とオンリーワンのクリニックを目指す古田院長。患者のニーズに応えるため、日曜診療も行い、行き届いたサービスを追求する。

「身体の調子がおかしいのに、どこの医療機関に行っても原因がわからない……という方でも、一度諦めずに来て頂きたいですね。肝臓・胆嚢・膵臓が原因という事も案外多いんです」

身体のだるさやむくみ、胃カメラでの異常など、些細な事でもクリニックに来てほしいと訴える。「異常を見つけずらい肝・胆・膵疾患の早期発見・早期診断に繋がります」と続ける古田院長の、誠実で物腰柔らかく優しい眼差しが印象的だ。今後も地域住民の健康を支えるために究極の医療サービスを追求していく。

PROFILE

古田一徳（ふるた・かずのり）

昭和37年3月19日生まれ。1986年北里大学医学部卒業。長野厚生連北信総合病院、元国立小児病院、新潟中条中央病院、前国立大蔵病院で外科医として勤務後、ドイツフンベルト大学一般・移植外科へ留学。北里大学医学部講師、准教授を経て2010年ふるたクリニックを開院。院長。

医学博士。日本外科学会、日本消化器外科学会、日本消化器病学会、日本肝臓学会、日本消化器内視鏡学会の専門医・指導医。日本内視鏡外科学会技術認定医。日本肝胆膵外科学会高度技能指導医。日本癌治療学会暫定教育医。感染症コントロールドクター（ICD）認定医。日本医師会認定産業医。

INFORMATION

ふるたクリニック

■ 所在地

〒215－0011 神奈川県川崎市麻生区百合丘1-19-2
司生堂ビル1F
TEL 044（959）5116
URL http://www.furuta-clinic.jp
携帯URL http://furuta-cl.plimo.jp

■ 診療内容

内科・外科・小児科
肝臓・胆嚢・膵臓の診断、治療、治療後の経過観察
血液クレンジング・高濃度ビタミンC・プラセンタ注射・ニンニク注射・グルタチオン療法・キレーション療法・マイヤーズカクテル
各種予防接種

■ 検査内容

超音波検査、血液検査、酸化ストレス度、抗酸化力測定、レントゲン検査、心電図、動脈硬化測定

■ 診療時間

午前 9：30～13：00（土、日は13時まで）
午後 15：30～18：30
休診 土日午後、金曜日、祝日
（金曜日は北里大学で診療・手術）

歯のかみ合わせを矯正し全身の異常を改善する

歯科の領域を越えたテンプレート療法の第一人者

前原歯科診療所 ── 院長　前原　潔

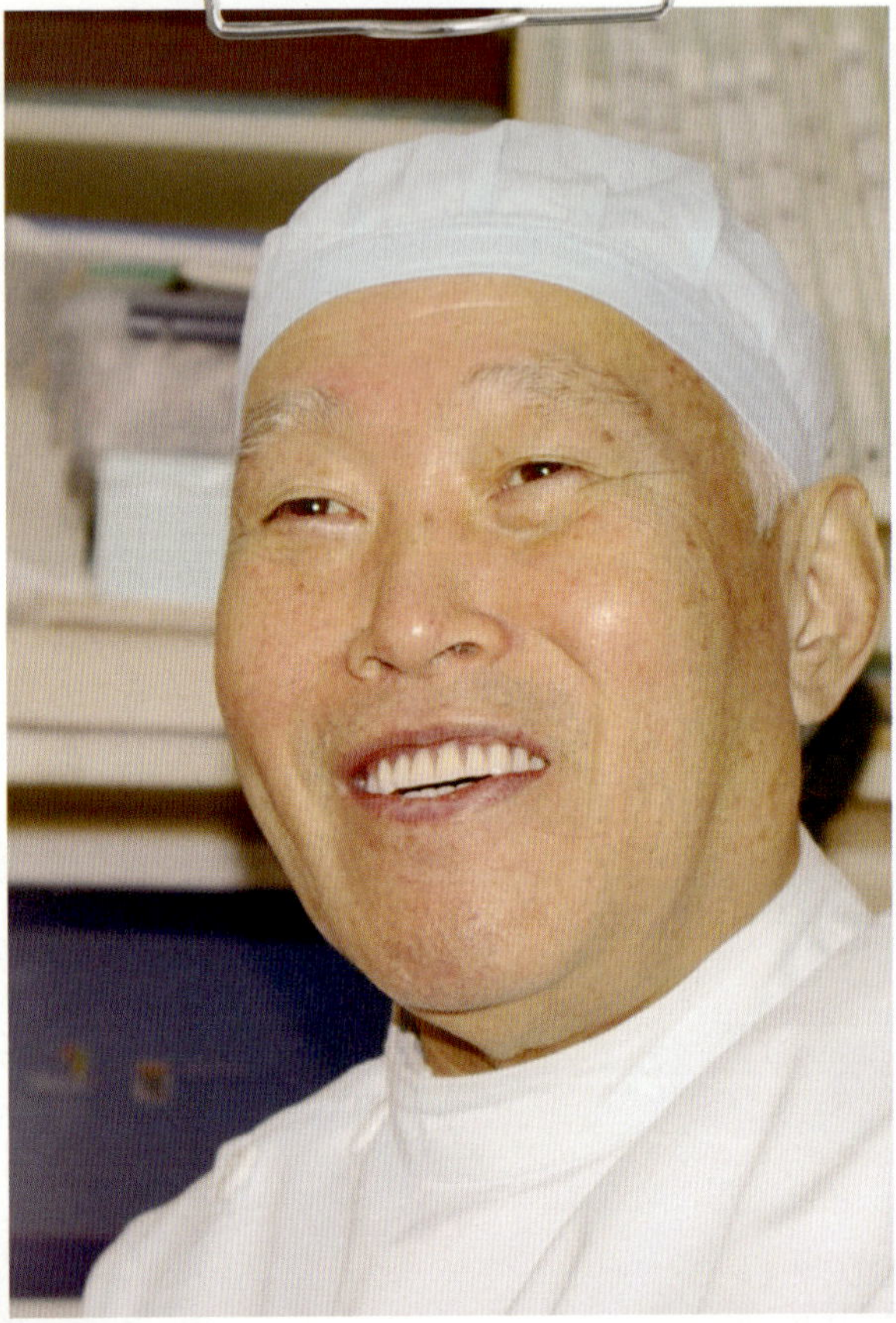

「テンプレート療法を知って、一人でも多くの方に健康な生活を送って欲しいですね」

世界有数の経済大国として成長した日本。物質的にも精神的にも豊かになり余裕が出てきた現代。人々は「健康で長生きできるように」「より元気に生活できるように」と、健康に気を配るようになり、さまざまな健康食品や健康飲料、そして多彩な健康法が登場してきた。

毎年新たに登場するサプリメントや、老化防止の治療法、身体に良いといわれる食材を使った食事療法やウォーキングをはじめとした運動療法など、その数は数え切れない。

それでも偏頭痛やめまい、肩こり、腰痛といった病気や不定愁訴で苦しむ人の数は一向に減る様子もない。それどころか近年はうつ病、ストレスによる精神的な疾患が増加し、健康に悩む人口は増える一方だ。

健康を保つ上で最も大切なのは、身体全体を司る〝脳〟と〝神経〟であることは言うまでもない。各部の痛みや機能不全のほとんどが、この二つのどちらかに異変が生じて起こる。不調の箇所のみに目を取られて処置を施したのでは、一時的には効果を得られるかもしれないが、根本的な解決には繋がらず、慢性的な痛みを抱えてしまうことになる。この事実を見逃している医療従事者は少なくない。これこそが、医療が発達した現代においても、健康被害者が一向に減らない大きな理由の一つと言えるかも知れない。

様々な病気や痛みの原因である〝脳〟と〝神経〟に早くから着目し、これまで数多くの不定愁訴の患者を治療してきた名医が関西の地で活躍している。治療がほぼ不可能といわれた難病をも完治させた経験を持つそのドクターこそ、大阪市淀川区にある前原歯科診療所の前原潔院長だ。

医学と歯学。この二つの領域からアプローチし、双方の考え方を取り入れた画期的な医療法であるテンプレート療法。前原院長のテンプレート療法に迫る。

歯のかみ合わせが頸椎や脳と直接関係する
イライラからうつ病、脳のさまざまな病気の可能性も

まず、テンプレート療法はどういうものなのだろうか。前原院長は次のように説明する。

「テンプレートは歯のかみ合わせを利用して頸椎を矯正し、脳を安静に導く装置です。逆に、歯のかみ合わせに異常があると頸椎や脳に思いもかけない負担をかけ障害や失調を引き起こします。頸椎の障害は頸椎症となり、脳の失調は歯のかみ合わせを正しく導こうと脳が盛んに働くことから、脳の過剰反

応となり、ストレスを受けた状態と同じ結果として病気が起こります。歯のかみ合わせの異常は歯の摩耗（加齢）、抜歯後の放置、片噛みの習慣などから起こりますが、結果として頸椎や脳の歪みとして反映されます。この歪みを解消するのがテンプレートです」

「歯のかみ合わせが頸椎や脳と直接関係するというのは、不思議に思われるかも知れませんが、歯のかみ合わせは上の歯（頭にある）と下あごとの歯が互いにかみ合うことです。話したり、食べたりする動作は上あご（頭）も参加するのです。その結果、かみ合った位置で頭の傾きが決まります。歯がすり減ってかみこみ過ぎになりますと頭は前に傾き猫背に、片側の歯がないとその方向に頭は傾きます。一九七三年グゼイ博士は上位頸椎を運動中心としたクォードラント・セオレムを発表し、歯のかみ合わせと頸椎との関係を明らかにしました」

前原院長はさらにこう続ける。

「一方、話したり、食べたりする時の下あごや上あごの動きは勝手に行っているのではなく、いつも最大効率で噛むように脳から命令が出ています。歯のかみ合わせが悪いと、最大効率であごを動かそうとし、脳の活動は激しくなり、気づかないまま脳が疲れ、倦怠感、集中できない、イライラするといった症状からうつ傾向に、さらに、脳の病気に発展します。まるでストレス病のようです」

「テンプレートを使用すると、その厚みだけ早く、しかも単純に噛むことができます。それだけ脳の働きは減ることになり、脳は休まることになります。さらにテンプレートの厚みはそしゃく筋を伸ばす（ストレッチ）ことになります。そしゃく筋は普通の筋肉と違い脳直結になっていて、そしゃく筋が伸びると脳幹の中脳が刺激されます。この場所から脳内モルヒネ様物質が多く分泌され痛みの軽減や多幸感が表れます。この作用はきっと緩和医療に応用されるでしょう。また中脳は姿勢を調節し、全身の筋肉の感度を上げる場所ですからスポーツ界への貢献が注目されているところです」

かみ合わせを計測する方法はまだ存在しない
経験を生かした細やかで丁寧な調整で素早く定着

では、具体的にどのようにしてテンプレート療法は進められていくのだろうか。

「実は、歯のかみ合わせを計測する方法はまだありません。当診療所では姿勢の分析写真（モアレ写真）

を使用し、その後あごの状態を調べて、身体の歪みや異常の有無を調べます。そしてテンプレート療法の原理を説明した後、同意をいただいてから、歯の型を取り治療を始めます」

本格的な治療の前に、割り箸を利用した簡易のテンプレートを使用し、有効かどうか確認することもできるので、患者は安心して治療を開始することができる。

「テンプレートは一週間ほどで完成します。大きいものなので、最初は違和感を訴える患者さんもいますが、着用した瞬間に身体全体に血液が流れる実感を訴える人も少なくありません。その後、姿勢を確認しながら微調整を行います。着用は就寝時と運動時です」

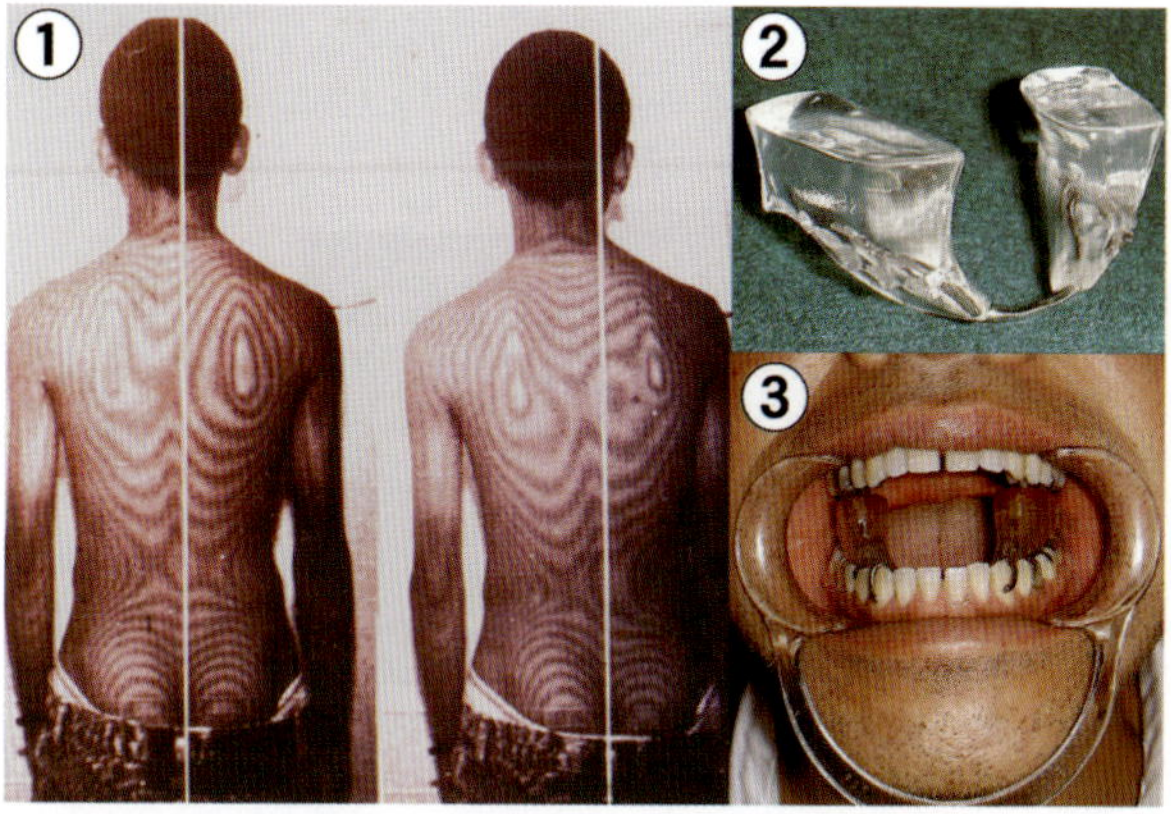

テンプレート装着前後の姿勢の変化（約10秒後）①
テンプレート②と装着状態③

患者にとって最も心配なのはやはり異物感だが、多くの人は一週間ほどで慣れていくという。馴染まない患者にも、細かで丁寧な調整を施していく。

テンプレート着用と同時に歯のかみ合わせや姿勢が矯正されはじめる。一週間ほどで約30％の人が効果を実感するという。それまでは圧迫され続けていた頸椎や過剰な情報を送り続けていた脳が正常な状態に戻るのだから、当然といえるだろう。逆に、ごく少数ではあるが（約3％）、急激な変化から現在の症状が悪化したり、眠気や倦怠感を覚える人もいるという。これも調整をすることによってすぐに改善されてゆく。

「開始から3ヶ月の間は1ヶ月おきに調整に来てもらいます。最初は矯正の度合いが大きいので、こまめな調整が必要で、これを怠るとせっかくの病気が再発したりしてしまいます」

その後、調整の間隔を開けて正常なかみ合わせに戻していく。必要に応じて昼用のテンプレートも作成し、最終的な調整を施す。

「正しいかみ合わせに戻ると、ずれが生じた箇所が判明します。その部位の治療や矯正を行って終了します。開始から終了までの目安は約1年で、まず健康を取り戻し、最後に歯を治します」

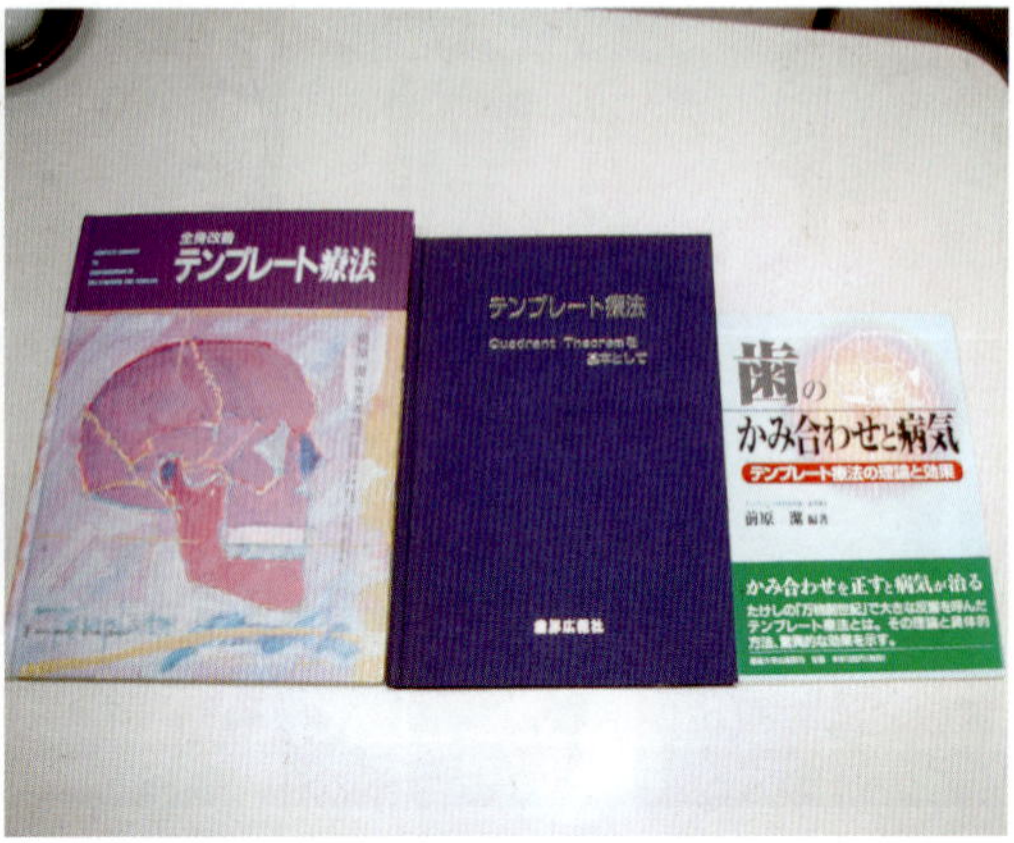

前原院長はテンプレート療法の普及活動に余念がない

偏頭痛や腰痛などの痛みに顕著な効果
治癒力を高め、あらゆる病気に効果を発揮する可能性

一九八五年から日本で本格的なテンプレート療法を始め、有限会社テンプレート研究会の代表NPO日本テンプレート研究会の理事長も務める前原院長。これまで様々な症状に苦しむ患者約二万人にテンプレート療法を行い、その効果を実証し、学会に発表してきた。

「特に効果を感じられる方が多いのは痛みに関するものです。偏頭痛や群発頭痛をはじめ、目の奥の痛みや肩こり、腰痛、生理痛など各部の痛みに大きな効果を発揮します。これらの痛みは慢性的になりやすく長期間悩んでいる方が多く、薬の副作用を心配しております。いろんな所をたらい回しにされ、沢山の薬を服用しても改善せず、ようやく当診療所にたどり着いた方もいらっしゃいます。テンプレート療法は薬ではありませんから、副作用に悩まされることなく進められますし、副作用で苦しんだ方々から大変感謝をいただいていますね」と語る前原院長。

他にも、めまいや顎関節症、伝音性難聴をはじめ、自律神経失調の改善により効果が得られる高血圧や動悸、食欲不振や、免疫機能の改善により効果が得られる鼻炎、花粉症、さらには不妊治療にも約50％の割合で効果を発揮するなど、その活躍の場は症状を選ばない。

近年は心療内科の分野でも顕著な効果を見せているという。

「最近問題となっているうつ病や統合失調症などの精神疾患などにも効果的です。頚の改善から脳の血液循環が改善され、脳が休まる影響です。長年苦しんでいて当院でテンプレート療法を実践し、社会復帰した方が何人もいて大変喜んでもらっています」というように、脳と神経を正常な状態に戻し身体の異常を矯正するテンプレート療法は多様な疾病に効果を得られる可能性を持つ。

「老化も、単に歳を取り身体が衰えていったのではなく、歯がすり減ってかみ合わせのズレから身体に異変が生じて、老化を促進してしまうケースも少なくありません。テンプレート療法を受けていた人で、治療の効果とは別にグッと若返ったと感じる人も多くおられます」

さらにテンプレートの使用はそしゃく筋を伸ばし、中脳を刺激する。かみ合わせをテンプレートで矯正するとそしゃく筋が伸びて中脳を刺激し、正しい姿勢が得られ、身体の動きを活発にするため、かつて近鉄で活躍していた山本和範選手をはじめ、スポーツの分野でも実際に応用されている。身体を正常な形に戻し、丈夫な身体を作ることが出来るテンプレート療法は万人に適応できる療法なのだ。

テンプレート療法との運命的な出会い 基盤の理論をグゼイ博士から継承し普及に努める

前原院長がテンプレート療法に出会ったのは、昭和五十三年のことだ。

「当時、城西歯科大学(現明海大学歯学部)で、宣教師のフリーナーさんに医学英語を教わっていました。ある日彼女が、めまいと耳鳴りと肩こりがひどくなり、講義を休まれました。日本の大きな病院を回ったのですが、快復されず、アメリカのメイヨークリニックに移られました。そこで紹介されたのがテンプレート療法でした」と当時を振り返る前原院長。

テンプレート療法を受けたフリーナーさんは、二週間ほどでウソのように快復されたそうだ。日本に帰国した彼女は前原院長に、『なぜかみ合わせを矯正するだけで病気が治るのか調べてほしい』と頼んだが、前原院長は文献をいくら調べても分からなかった。『だったらシカゴにテンプレートを研究しているグループがあるから勉強してきてほしい』とアドバイスされたそうだ。

「そこで出会ったのが、テンプレート療法の基盤となるかみ合わせの理論を考案されたグゼイ博士だったのです」

アメリカではテンプレート療法を歯学ではなく医学の領域で扱っていたため、当初はその違いに戸惑った前原院長だったが、その効果を目の当たりにし、グゼイ博士の家に泊まり込むまで研究に没頭。その功績が認められ、グゼイ博士が他界される前年の一九八四年にクォードラント・セオレムの著作権を継承し、翌年から日本での普及に尽力したのだった。

「アメリカと違い、日本では十分な医科歯科連携が出来ておらず苦労しました。そんな折、大阪市立

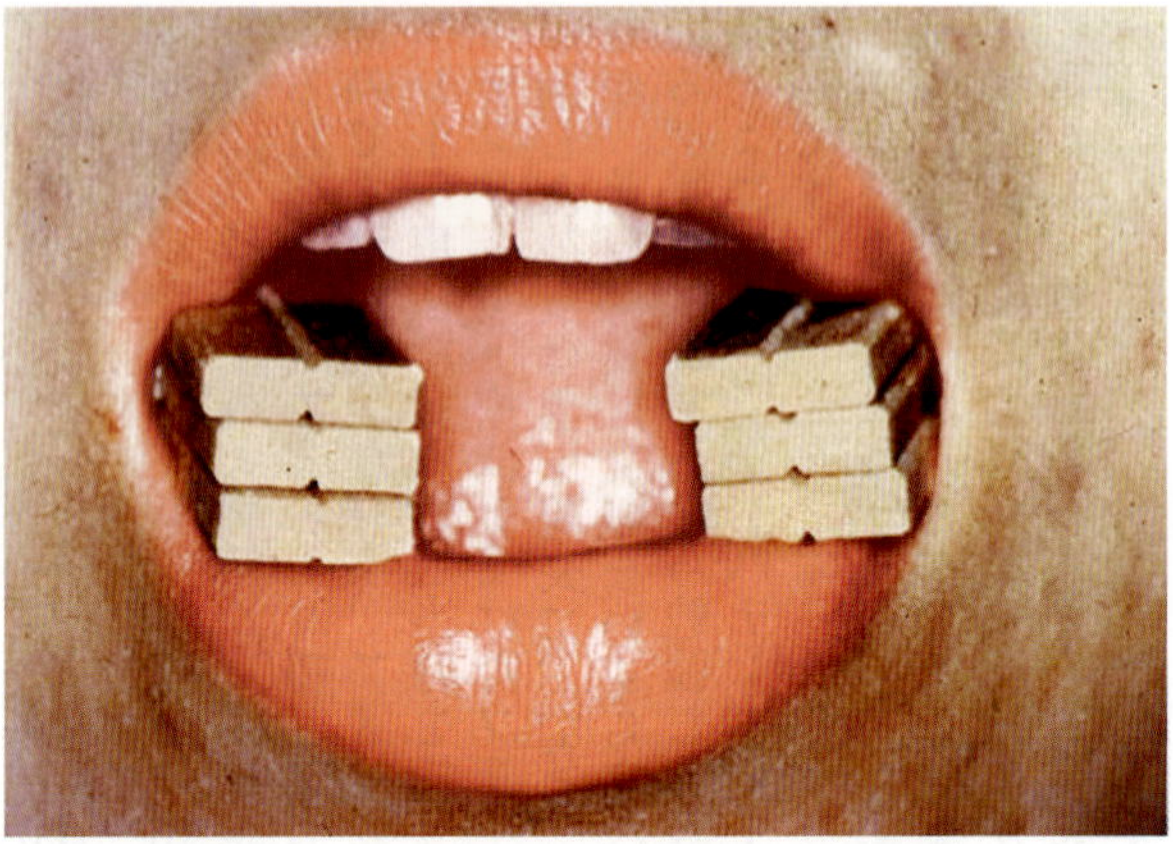

東日本大震災被災者の方々へ：避難所生活中でも簡単に出来る健康法！割り箸三枚を重ねて左右の奥歯で噛もう!!　肩こりなど身体の疲れが解消します

小児保健センターの内科長をされていた鶴原常雄先生に相談すると、快く受け入れてくださり、てんかんやぜんそくを患う子どもたちにテンプレート療法を実践していきました。みるみるうちに効果が現れ、結果を発表しようとしましたが、治療までのプロセスが完全に解明されていないという理由で、発表を妨げられるなど悔しい思いもしました」と当時の苦労を語る。

その後、京都府立医科大学や明治鍼灸大学、浜松医科大学などで研究・実践を重ね、現在もテンプレート療法の普及に励んでいる。

国境を越えて広がり始めたテンプレート療法
偏頭痛やめまい、不調に悩む人は是非訪ねて欲しい

「今もアメリカの研究グループと交流があり、毎年交代で相手の国に講演に行っています。学問のため、啓蒙のために来て下さるのですごく熱心ですし、進んだ考えをする先生もいてとても勉強になります」と現在も海外で活躍している。最近は韓国をはじめとした東アジアの国々からテンプレート療法を学びに来る人が増えているという。

「西洋医学に固執しがちな日本と違って、韓国や中国は東洋医学と西洋医学が等位で偏見がありませんから、医学の東西を問わず、柔軟に有効な治療法を導入しています。そうした土壌もあってテンプレート療法に積極的に興味を持ってくれていますね」と、グゼイ博士の意志を受け継いだ前原院長のテンプレート療法は国境を超えた広がりを見せ始めている。

そんなテンプレート療法だが、症状の原因が作用する箇所になかった場合は効果を得られないこともある。かみ合わせの矯正で脳と神経に由来する身体の様々な異常を正常に戻すことにより、治癒力が高

まり様々な症状が治るテンプレート療法。このため「具体的にどの症状に対してどう作用するからテンプレート療法が有効だ、と主張できない今の日本の医学界では自由に活用が出来ません」といった問題も抱えているという。

「しかしテンプレート療法に携わって約三十年余り経ちますが、約二万人の症例数を数える中で、その効果は実証され、多くの方々に喜ばれています。その原理からいって私は、ほとんどの病気の治療に対するファーストチョイスだと考えています。歯科の領域を越えて、様々な身体の痛みや病に苦しむ人々のために、テンプレート療法を知ってもらって、一人でも多くの方に健康な生活を送っていってほしいですね」と笑顔で語る前原院長。

偏頭痛やめまいに悩む人、薬を服用してもなかなか病気が根治しない人、昔と比べて身体の調子が良くないと感じる人、少しでも健康の乱れを感じた人は、前原歯科診療所を訪れてみて欲しい。

これまでの悩みや苦しみがウソのようにキレイに晴れて、清々しい新たな人生の一歩を踏み出せる。そんな驚異の体験を味わえるかも知れない。

PROFILE

前原　潔（まえはら・きよし）

大阪府出身。昭和40年、大阪歯科大学卒業。昭和44年、大阪歯科大学大学院修了。大阪歯科大学勤務、神奈川歯科大学助教授を経て昭和52年、大阪市にて前原歯科診療所開院。昭和53年、アメリカにてグゼイ博士のクォードラント・セオレムに出会う。昭和56年、大阪市立小児保健センター第一内科鶴原常雄医師との共同研究開始。同年テンプレート研究会も発足し、医科歯科共同研究を開始。昭和59年、グゼイ博士よりクォードラント・セオレムを継承。昭和62年、大阪市立小児保健センターとの共同研究終了。同年、京都府立医科大学麻酔科との研究を開始。昭和62年、明治鍼灸大学付属病院麻酔科との共同研究開始。平成2年、同研究終了。平成4年、浜松医科大学歯学部歯科口腔外科におけるテンプレート療法外来診療開始。平成12年、ＮＰＯ日本テンプレート研究会を発足、理事長に就任。
歯学博士。有限会社テンプレート研究会代表。ＮＰＯ日本テンプレート研究会理事長。日本歯科医師会会員。大阪府歯科医師会会員。明海大学歯学部非常勤講師。

INFORMATION

前原歯科診療所
有限会社テンプレート研究会
ＮＰＯ日本テンプレート研究会・本部事務局

■ 所在地
〒532－0026
大阪市淀川区塚本5－6－17
TEL　06（6309）5944／06（6308）3304
FAX　06（6301）5349
ホームページ
前原歯科診療所
http://www.maehara-dds.com/
NPO 日本テンプレート研究会
http://www.template.or.jp/

■ 診療内容
歯科一般、歯科口腔外科、矯正歯科、テンプレート療法、小児歯科、審美歯科

■ 診察時間
月～水、金：午前10：00～午後2：00
午後4：00～午後7：00
土：午前10：00～午後2：00
休診：木曜日・日曜日・祝日

信頼の主治医 Interview

Doctor who can rely on

先端医療と伝統医療・自然療法を統合「白川式複合遺伝子治療」で末期がんの治療に挑む

ユニバーサルクリニックグループ（ＵＳＧ）

―― 院長 白川 太郎
副院長 毛 暁 全
最高顧問 大谷武三郎（鉱石研究家、〝辯天館〟代表）

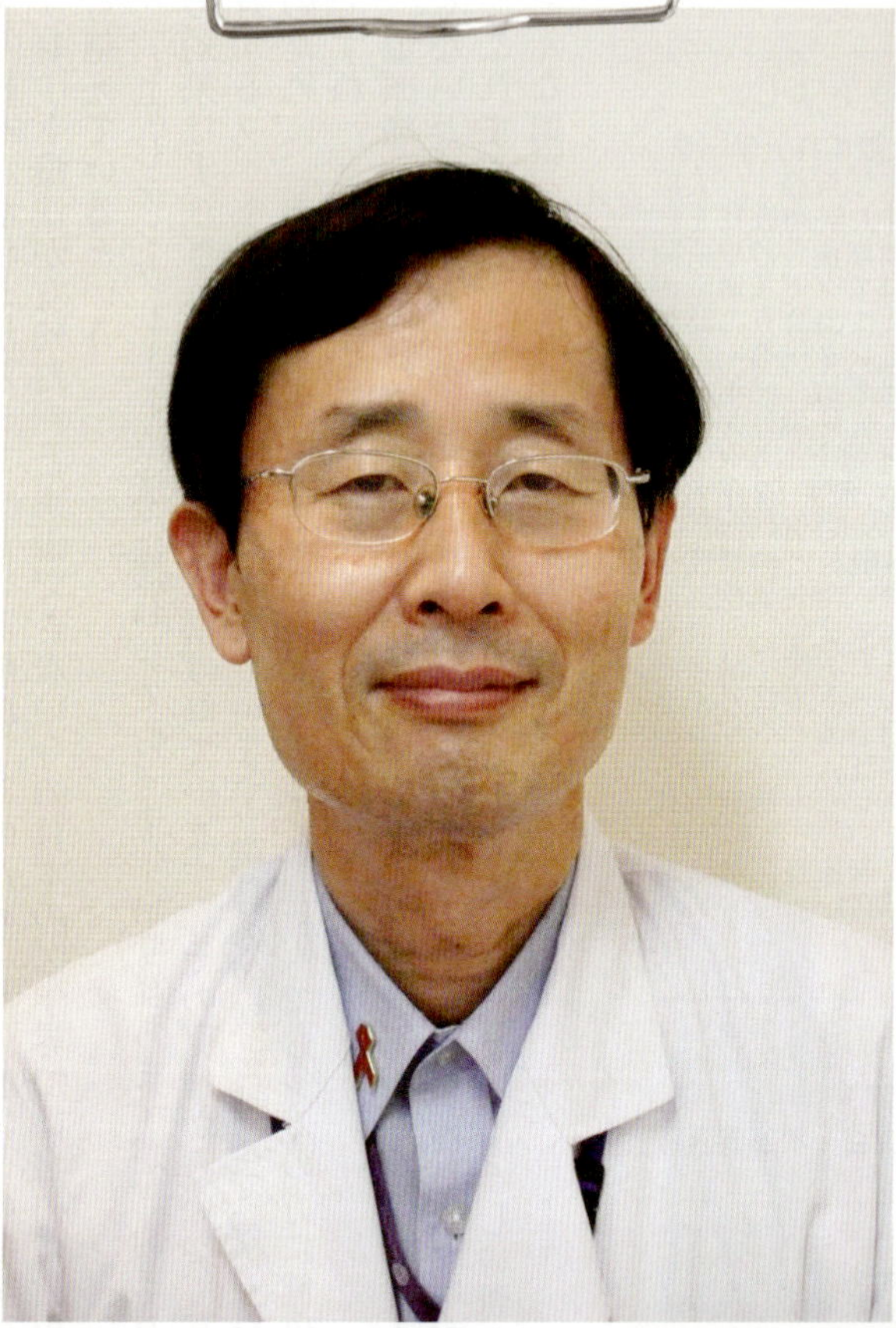

「先端治療と伝統医療・自然療法のより良い組み合わせや、患者さん各人に対する最適な治療法を模索しながら日々の治療を実践しています」

長崎県諫早市に本拠を置き、全国に提携医療機関のネットワークを持って、広域的に末期がんの専門治療に携わっているのが、ユニバーサルクリニック、およびユニバーサルクリニックグループ（ＵＳＧである。

院長の医学博士白川太郎氏は京都大学医学部を卒業後、オックスフォード大学に招かれ遺伝子医学や染色体の研究に勤しんできた。

白川院長は、この研究の中から開発した「白川式複合遺伝子治療法」を提唱し、がん患者に対して全国的に治療を推進し、全人的医療である統合医療に取り組んでいる。

とくに進行がん・末期がん（Ⅲ期〜Ⅳ期）をメインに、膠原病・アトピー・アレルギー・生活習慣病など各種の難病・慢性病にいたるまで、きわめて幅広く分野で的確に対応して治療できる総合医療機関として定評がある。

「最新の医学情報に基づく先端治療と伝統医療・自然療法のより良い組み合わせや、患者さん各人に対する最適な治療法を模索しながら日々の治療を実践しています」と白川院長は語る。

そして、ユニバーサルクリニックグループ（ＵＳＧ）は、栄光サイエンスグループと協力して、こうした患者一人ひとりに対するオーダーメイド医療を実践し、そこから得られた治療効果の高い治療法の組み合わせを医師、医療関係者など広く医療界全体にフィードバックすることで、「難病治癒率の向上と医療の進歩に貢献していきたい」と意気込みを見せる。

レベルⅣの末期がんに高い治癒率を誇る リンパ中に潜むがん細胞を叩くことで有効性発揮

「現在ユニバーサルクリニックグループでは、進行がん（Ⅲ期）〜末期がん（Ⅳ期）の患者さんをメインにその治療に当たっています。当院での末期がん（Ⅳ期）治療率や治療実績を簡単に話しますと、平成22年1月末の実績で、末期がんに対する有効性、つまり一年生存率は六一・二九％という高い数字になります」と、白川院長は力強く話す。

この数字はがん専門の医療機関における末期がんの治癒率と比べて非常に高い数字だ。その秘密は、

「他のがんセンターには末期がんに有効な治療法がないのに対して、ユニバーサルクリニックグループにはそれがあるから」という。

「私たちのグループは次の二点を主張しています……」と説明する白川院長。

「まず、がんという病気は　早期がんと末期がんでは大きく治癒率が違います。その理由は主としてリンパを通して転移するがんという病気の特性と、現行の治療法とが噛み合っていないという点にあります。リンパ管やリンパ節という器官は、実はほとんど脂（あぶら）で出来ています。だから水溶性である抗がん剤はほとんど効かないのですが、多くの患者さんがその事実を知りません」

がんはⅠ期（早期がん）、Ⅱ期（早期進行がん）、Ⅲ期（進行がん後期）、Ⅳ期（末期がん）と病状と進行を表す四段階がある。Ⅰ期は原発臓器だけの腫瘍、Ⅱ期は原発巣近くのリンパ節に転移した状態、Ⅲ期は遠くのリンパ節に転移した状態、Ⅳ期は遠くの多臓器など全身に転移した状態をいう。

「がんという病気は血液だけではなく、リンパを通して転移という症状が起こっているのです。つまり、リンパの中に潜り込んだがん細胞を叩ける武器を使わなければ、がん細胞は倒せないということです」

一般的な病院や西洋医学のみを行う医療機関では、がんの標準治療とされる手術、放射線治療、化学療法＝抗がん剤治療の中で、進行したⅢ期以降のがんに対して使える方法は化学療法＝抗がん剤しかない。

ところが、抗がん剤は実は脂に溶けずに水に溶ける性質、水溶性の薬剤なので、リンパの中に潜ったがん細胞には手を出せない。逆に血液を通して体中の正常細胞や正常組織を傷つける副作用が非常に強いので、がん細胞を攻撃するはずがまったくの逆効果になるというケースもまれではない、と強調する。

総合力でがんと闘う「白川式複合遺伝子治療法」闘病の土台となる全身栄養状態を改善する

次いで重要なのは、がんという病気と闘うだけの総合力だという。

「とくに末期がん治療の場合、患者さんの気力、体力、免疫力が治療効果を大きく左右します。患者さんに出来る限りダメージを与えることなく正常組織や正常細胞は最大限温存する方法で、しかも効率良くがん腫瘍やがん細胞を倒していけるいろいろな治療法を組み合わせることが重要です」

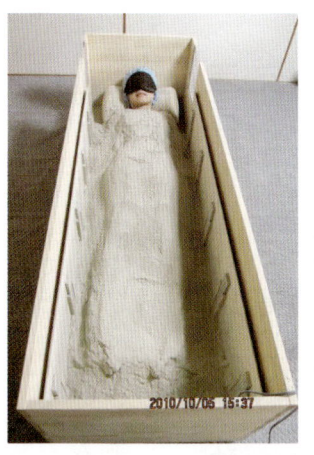

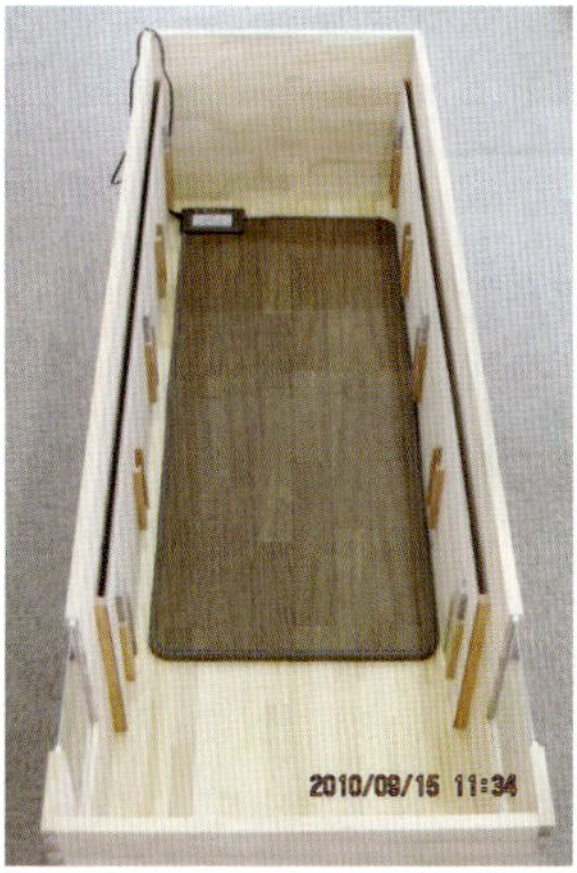

白川院長が医療顧問を務める京都府京丹後市の、アトピー性皮膚炎の専門治療施設“辯天館”でも「温熱療法」が活用され効果を上げている。

がん治療に用いられる温熱療法の簡易型設備（右）※　下面と側面スリットにヒーターを設置。側面に仮棒状ライフストンを１０本以上配置している。患者を寝かせ、ヒーターから４０℃～６０℃の熱をかける。

アトピー治療用温熱療法簡易型設備（左） 下面と側面スリットにヒーターを設置。側面に板棒状ライフストンを３本ずつ計６本配置している。装置内に３００メッシュの粉末状ライフストンを７５kg入れる。患者を粉末で完全に覆われるように寝かし、ヒーターから４０℃～６０℃の熱をかける。

※“ライフストン”は天然多孔石に高温をかけ、粉末にして配合したもの。辯天館代表・鉱石研究家大谷武三郎氏の開発品。

※辯天館 http://bentenkan.jp

白川院長は、よく冗談に「敵は本能寺、ではなくリンパにあり」という。最も重大ながん細胞の本拠は実はリンパの中に潜んでいる。そして、リンパの中のがんを退治するにはリンパ（脂）の中まで届く武器の組み合わせで闘わなければならない。

ユニバーサルクリニックでは、患者に負担が少なく、且つがん治療効果の高い組み合わせとして、遺伝子治療、免疫治療、温熱療法の3つを挙げる。これに闘病の土台となる全身栄養状態の改善のための栄養療法を組み合わせた治療法が、現時点では最も有効性が高いと考えている。これが「白川式複合遺伝子治療法」である。

末期がんという時間の限られたがんに対して、即効性の高い治療効果を生む土台となっているのが白川院長が英国オックスフォード大学で長年研究してきた遺伝子解析の技術を応用した二つの方法だ。一つは遺伝子検査法で、血液中に微量に存在するがんの指標となる遺伝子を見つけてがんの可能性を判断する。

もう一つが遺伝子を使った最先端の治療法だ。〝P53遺伝子〟はがん細胞にとって脅威となる治療薬の役目を果たす。これをガン細胞への侵入能力の高いベクター（運び屋）を使って体内に運び込む治療法だ。

「遺伝子治療の有用なところは、がん細胞には脅威となるP53遺伝子が正常細胞にとっては何ら障害とならない点です。この点で現在広く治療されている抗がん剤治療とは全く違い人体の正常細胞にダメージを与えず、がん細胞だけを治療することが可能となります」

遺伝子治療は日本ではまだあまり一般的でなく、かなり進行してしまった末期がん患者が自ら積極的に望んだ場合に限って使用されている状況だ。しかし、厚生労働省へ届出を行なって大阪大学医学部など臨床試験が始まっている。近い将来、一般の病院やがんセンターで早期がんや進行がんに対しても使えるようになる見込みだ。

西洋医療と代替医療を結ぶ独自の遺伝子検査法
安定した効果が得られるNK細胞免疫療法を選択

「白川式複合遺伝子治療」のもう一つの土台となるのが遺伝子検査である。白川院長は元々呼吸器系の公衆衛生の研究が専門で、肺がんや結核を予防するための遺伝子研究を行うために英国オックスフォード大学で十年間血液中の肺に関わる病気、特に喘息やアトピー性皮膚炎の遺伝子を探していた。この遺伝子研究の中で培った知識と経験を応用して、民間の検査会社と協力し独自の遺伝子検査法を作り出した。「白川式複合遺伝子治療」がである。西洋医学手法の手術・放射線治療、遺伝子治療や免疫細胞治療などと、本来は西洋医学の手法とは相容れないはずの温熱療法や栄養療法などの代替療法とを組み合せた治療法だ。双方を同じ土俵で効果測定できる遺伝子検査法の確立という土台があってはじめて大成したものだ。

白川院長は、「組み合わせる治療法は主に二つの先端医療と二つの代替医療です」と説明する。先端医療のひとつはがんの増殖を止めるのに即効性の高い先に述べた遺伝子治療だが、もうひとつがリンパ管やリンパ節に入り込んでがん細胞と闘うNK細胞免疫療法だ。

免疫治療には多くの種類がある。免疫の主力であるTリンパ球を採取・培養・増殖して使う第一世代の治療法。血液中に少量存在するNK細胞を採取・培養・増殖して使う第二世代の治療法。血液中に極微量しか存在しないTリンパ球の指揮官である樹状細胞を採取・培養・増殖して使う第三世代の治療法。そしてそれ以外の免疫細胞や新たなロジックを使用する第四世代の治療法と続く。

「色々な検証を行った結果、私たちのグループは現時点で一番安定した効果が得られると考える第二世代の治療法を採用しています。私たちが専門とするⅣ期、末期がんの治療は時間的な余裕がありません。そこで、『数の論理』で培養数を増すと、それに伴いきっちりと安定して効果が得られる第二世代のNK細胞免疫療法を選択し、信頼できる提携先と組んで実施しています」

そして、がん手術の際に非常に効果的な併用療法も提案する。

「私たちのグループでは外科医と提携し、同意を得られた患者さんにお勧めしている治療法です」こう白川院長が話すのは、早期がんや進行がんの手術で患部を開いたときに、予め採取、培養しておいたNK細胞を患部付近の正常組織やリンパ節などに注射する方法だ。がん化した周辺の臓器やリンパ管、リンパ節の免疫力を強化する治療法。いわば手術と免疫療法の複合療法ともいうべきものだ。

「ご本人から採取、培養した免疫細胞ですから注射による副作用はまったくなく、通常はなかなか到達できない体内深部の患部付近に直接注射できるので、免疫力増大の効果は絶大です。ただ、問題もあります。免疫療法 は保険適用外の治療法なので、混合診療禁止のルールから実施できない医療機関が多いと思われる点です。しかし、生体組織の温存とがん転移防止といった観点から非常に効果の高い治療法なので、ぜひ多くの医療機関で実施を検討いただきたい方法です」

先端医療と組み合わせる伝統的な代替医療
古来の温熱療法、『医食同源』の栄養療法を採用

先端医療と組み合わせる代替医療のひとつが温熱療法だ。日本でも古くからある伝統医療のひとつ、湯治や温泉治療としてのそれが最も有名だ。副院長の毛氏は中国上海医科大学出身の医師として指導に当たっている。

「あまりに身近過ぎて治療効果を訝しがる医療関係者も多いのですが、遺伝子検査の数値でもしっかりと実際の効果が確かめられています」

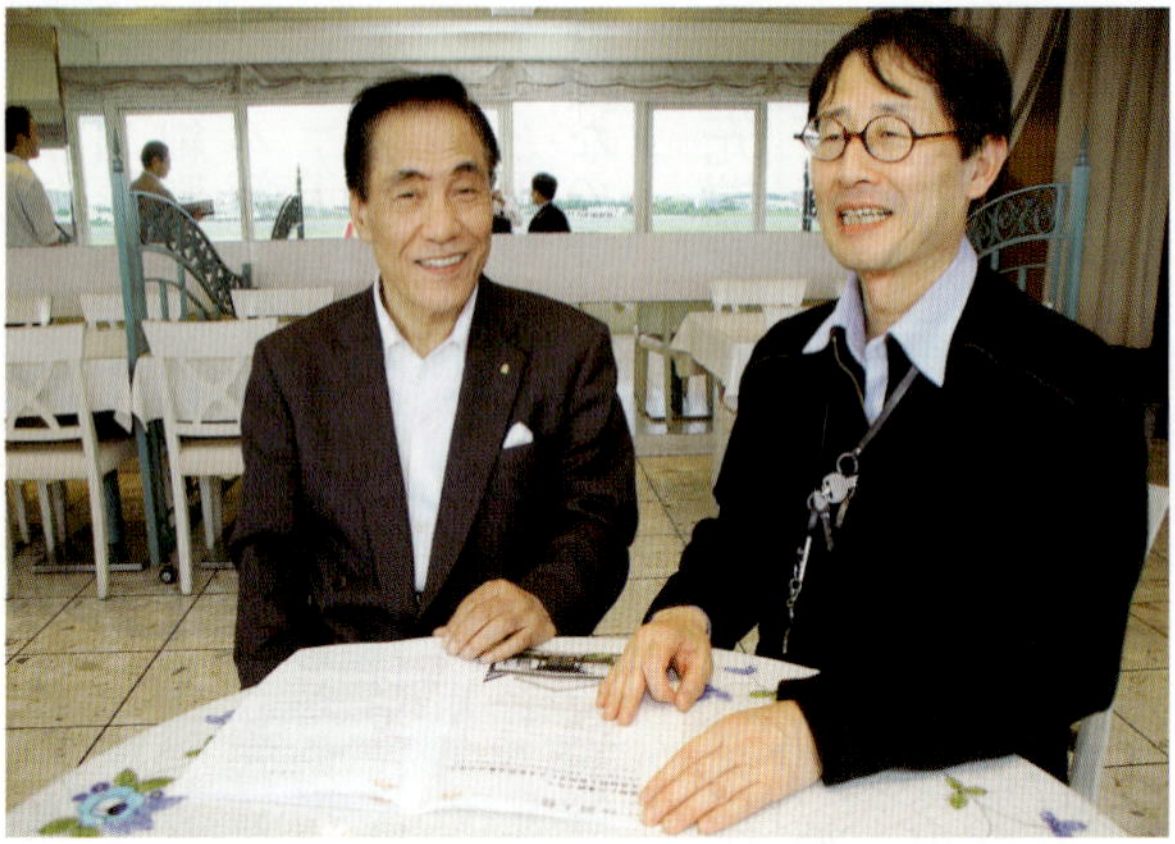

アトピー性皮膚炎治療専門施設“辯天館”代表大谷武三郎氏と白川太郎氏。「温熱療法」の効果的治療に取り組んでいる。

ユニバーサルクリニックが採用しているのは、韓国式ドーム型サウナや岩盤浴を使った全身温熱療法と使い勝手の良い簡易型の温熱療法である。全身型はドーム型サウナや岩盤浴内で多量の遠赤外線と少量の低放射線などが放射され、患者の体じゅうの隅々にまで浸透するため10分という短時間で体内深部の奥まで一気に高温にもっていく。がんが熱に弱いことを利用し、その瞬間的な高熱によって大きな効果が得られる治療法だ。簡易型も非常に画期的な治療法で、これはがん治療だけでなく、アトピー性皮膚炎の治療にも大きな効果を上げている。

もうひとつの代替医療は栄養療法だ。『医食同源』というように東洋医学では栄養は病気治療において非常に重要な要素であると考えられてきた。ユニバーサルクリニックグループでは科学的な栄養学である分子栄養学という概念をベースに、最も重要なミネラルやビタミン、たんぱく質、食物繊維など種々の栄養素を補うことで、腸内細菌の善玉菌バランスを高め、腸管刺激による免疫賦活の向上や、酵素たんぱくによる免疫細胞の活性、抗酸化力を高める方法を採用している。

「がん治療ではミネラルと各種ビタミン、アミノ酸の不足が一番問題となりやすいので、点滴による栄養補給や経口・直腸投与によるイオンミネラル溶液の摂取などを行うとともに、玄米菜食など自然食材を補う方法を指導しています」

医療の枠を取り払い、総合的医療を展開
現行医療の問題点、変革の端緒に！

ユニバーサルクリニックグループ

「『がん難民』という言葉をよく耳にします。Ⅲ期以降のがん治癒率の低さから、多くの患者さんがより良い治療法を求めて右往左往する様子から名付けられたと思います。西洋医学、代替医療双方が互いの治療法の欠点を指摘し合うため、患者さんの判断を一層迷わせてしまいます」

ユニバーサルクリニックが提唱し、実践している「白川式複合遺伝子治療法」は、統合医療的な治療法の組み合わせが特徴的であって、治療法自体それほど特殊なものではないという。

「がんという病気や生活習慣病といわれる慢性病は極めるところ総合力の闘いだと思います。効果があるのは標準治療や代替医療、保険適用の有無といった医療の枠を取り払って、総合的に組み合わせてがんと闘う必要があるのです。そのためには現行の医療法上の問題点である混合診療の禁止や、医師や医学者の代替医療嫌い、統合医療嫌いが大きな障害になっていると考えています」

白川院長は、ユニバーサルクリニックグループの治療法の在り方が、こうした現行医療の根深い、さまざま問題を変革していく端緒になればと期待し、日々活動を続けている。

PROFILE

白川太郎（しらかわ・たろう）

昭和58年京都大学医学部卒業。59年高槻赤十字病院呼吸器科入局、66年オックスフォード大学医学部内科留学。平成7年オックスフォード大学医学部呼吸器科講師。11年ウェールズ大学医学部大学院実験医学部門助教授。12年京都大学大学院医学研究科教授。18年京都大学を去り臨床医療現場に復帰。20年6月ユニバーサルクリニックを開設、院長。遺伝学を長年にわたってオックスフォード大学で学び、京都大学で疫学を研究してきた医学者、実地臨床医家である。近著に「末期がん、最後まであきらめないで！」が全国主要書店で発売中。

INFORMATION

ユニバーサルクリニック

■ **所在地**
〒854－0066
長崎県諫早市久山町1442－1
TEL　0957(25)1073

■ **診療科目**　内科

■ **主な検査方法**　ＨＬＡ遺伝子検査、がんリスク遺伝子検査、腫瘍マーカー追跡検査（ＴＭＴ）ほか

■ **主な治療方法**　遺伝子治療、NK細胞免疫治療、温熱療法、栄養療法、幹細胞再生医療、ほか

■ **診療時間**
月～水・金～土
9：00－12：00　13：00－18：00
日　9：00－12：00
休診日　木・祝日

ＵＣＧ（ユニバーサルクリニックグループ）

●東京事務所　〒108－0073
東京都港区三田1－6－3－2110
TEL　03（6436）5616
●大阪事務所　〒534－0016
大阪市都島区友淵町3－4－22－207
TEL　06－6929－1313
●長崎事務所（ユニバーサルクリニック）

「がんと共存する」がん免疫治療の専門クリニック

アンチエイジングの視点から免疫力向上に注力

横浜クリニック —— 院長 青木 晃

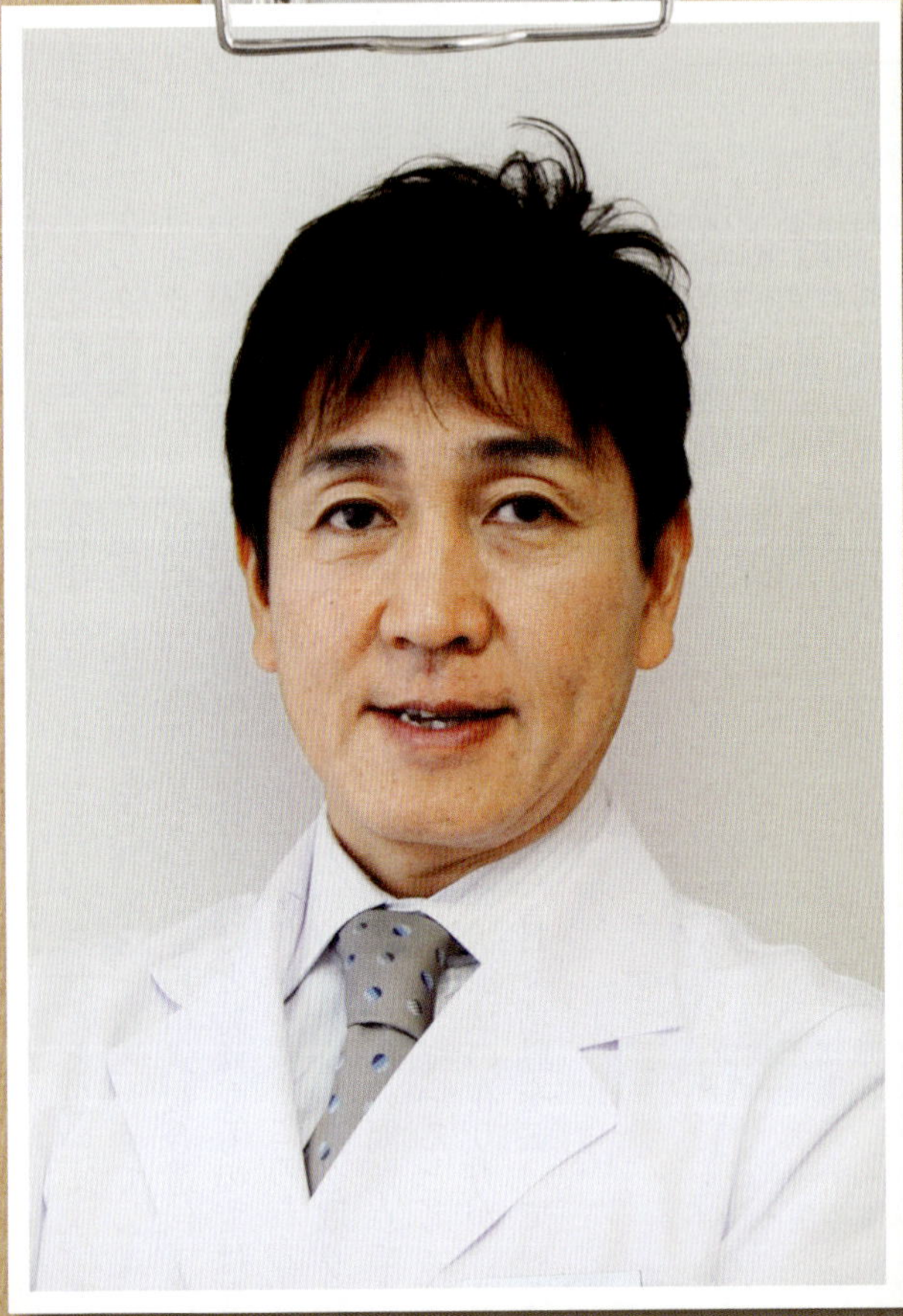

「がんは治癒させる時代から、がんと共存し、いかにがんと共に元気に生きていくか、それを探る時代に入っていると考えています」

「がんが重い疾患であるのは今も変わりはありません。しかし、がんを消滅させる、あるいは治癒させる時代から、現在はがんと共存し、いかにがんと共に元気に生きて行くか、それを探る時代に入っていると考えています」

横浜クリニックの院長青木晃医師はこう語る。これまでの治療は、手術によってがん組織を取り除く外科療法、薬でがんを小さくしたり増殖を抑える化学療法、放射線でがんを焼き殺す放射線療法―この三つの療法を主流に行われてきた。

「がんと闘う」という言葉に示されるように、これまでのがん三大療法のコンセプトは、がんという病気を叩き、がんの細胞を滅殺しようとするものであった。しかし、それは病巣に大きなダメージを与えるが、同時に、がん細胞を持つ患者の身体や精神に大きな苦痛とダメージを与えることになる場合があった。

「よく言われることですが、『病気を診る医者になるな、患者さん、その人を診る医者になれ』と」病因を徹底して攻撃するあまり、患者の生活や気持ちの在り方などを損なってしまっているのではないだろうか、と疑問を投げかける。

人が本来備えている免疫力を高め、その自然治癒力に期待をかける。がんを患ったとしても、がんと共に生きＱＯＬ（生活の質）の高い人生を実現する。青木院長はこのコンセプトのもとで、抗加齢医学の第一人者としての事跡を築きつつ、新しいがん医療に果敢に挑んでいる。青木院長は言う。「がんは恐れるなかれ」と。

「大丈夫です」から始まる診療　否定的なことは言わない
義父のがん疾患を機にがんの免疫療法に本腰を入れる

「患者さんには絶対否定的なことは言いません。私の診療は、まず『大丈夫ですよ』、このひと言から始まります。そうでなければ、患者さんの免疫力は下がってしまうのです」

がんの病状を把握して、例え、がんがかなり進行していたとしても、希望の芽を摘み取るような発言はしない。

「私たち医師もひとりの人間です。どんな先進医療も決して全知全能ではない。この治療の平均生存率が五年ですとか、この治療を続けてもあなたの寿命は半年です、などということがどうして断定的に言えるでしょうか」

医師のひと言は重い。だから、すべて肯定的な発言から始めるのだという。そして、それは決して、「ただの気休め」や「精神的な安定を得るため」で言うのではない。免疫を上げることが疾患の状態を改善することを青木院長は身を以て体験しているのだ。

青木院長は防衛医大医学部を卒業後、防衛医大の当時としては最先端の腫瘍内科のある内科医局で代謝内分泌を専門として医療に携わる。その後、防衛庁の医官として勤務し、地下鉄サリン事件に際しては現場でサリン中毒の診断を下し、救急のサリン処理治療にもあたっている。

防衛医大に在籍していた頃、医者だった父が肺がんで亡くなった。三大療法と呼ばれるがんの標準治療はすべて行ったが恢復することなく、抗がん剤の強い副作用で最後には生ける屍の状態で息を引き取った。

「悔しかったです。医療に携わる父ががんで命を落とす、それも、がんと判ってからは苦しいだけの日々でなにも為すことができなかった。従来のがん治療の在り方に強い疑問を覚えました」

それから三年の後、こんどは義理の父が肺がんに倒れる。主治医からは二〜三カ月という余命宣告を受けていた。ちょうどその頃、青木院長は、抗加齢医学会の活動に取り組む一方、東京都内のがん専門クリニックで活性化リンパ球療法を担当し、がん免疫医療を研究していた。そこで青木院長は、新しいがん医療の大きな可能性を感じ取っていた。

そこで、義理の父母を説得し、この療法を試みる。その結果、高いＱＯＬを保ちつつ、三カ月どころか二年半という長い時間、延命することができた。

初めて訪れる土地への旅行や美味しい食事など、家族との充実した時間を過ごして終末を迎えることができたのだ。この経験から新しいがん医療としての免疫療法の確かな手応えを感じ、本格的な診療活動を進めていくことになった。

アンチエイジングの考えから始まった免疫療法
医療グループの関東の拠点、横浜クリニックを開設

ＪＲ横浜駅西口から徒歩すぐという絶好のアクセス。最高の立地に横浜クリニックはある。青木院長は、がん免疫治療を広域で展開している。「新大阪クリニック」も青木院長が創設当時から参画している医療グループのひとつだ。二〇〇八年に横浜クリニックを開設し、院長に就任した。

「私は順天堂大学の准教授という立場で『アンチエイジングにおける免疫』を実際の臨床に応用する研究をしていました」

と、当時を振り返る青木院長だが、防衛庁の医官を退職後、二〇〇一年に日本抗加齢医学会の発足当初からアンチエイジングの活動に参加した。日本で初めて〝アンチエイジング〟という名称を掲げた京都府の「四条アンチエイジングクリニック」のコンセプトづくりや医療活動にも加わっていた。

この「四条アンチエイジングクリニック」の運営母体が、抗加齢医学（アンチエイジング・メディスン）の考え方から免疫力を高めてがんを治療し、がんを予防する医療グループを立ち上げた。「新大阪クリニック」グループがそれだ。

「私は、防衛医大時代から内分泌代謝や糖尿病治療を専門にしていたのでアンチエイジングの抗酸化、ホルモン分

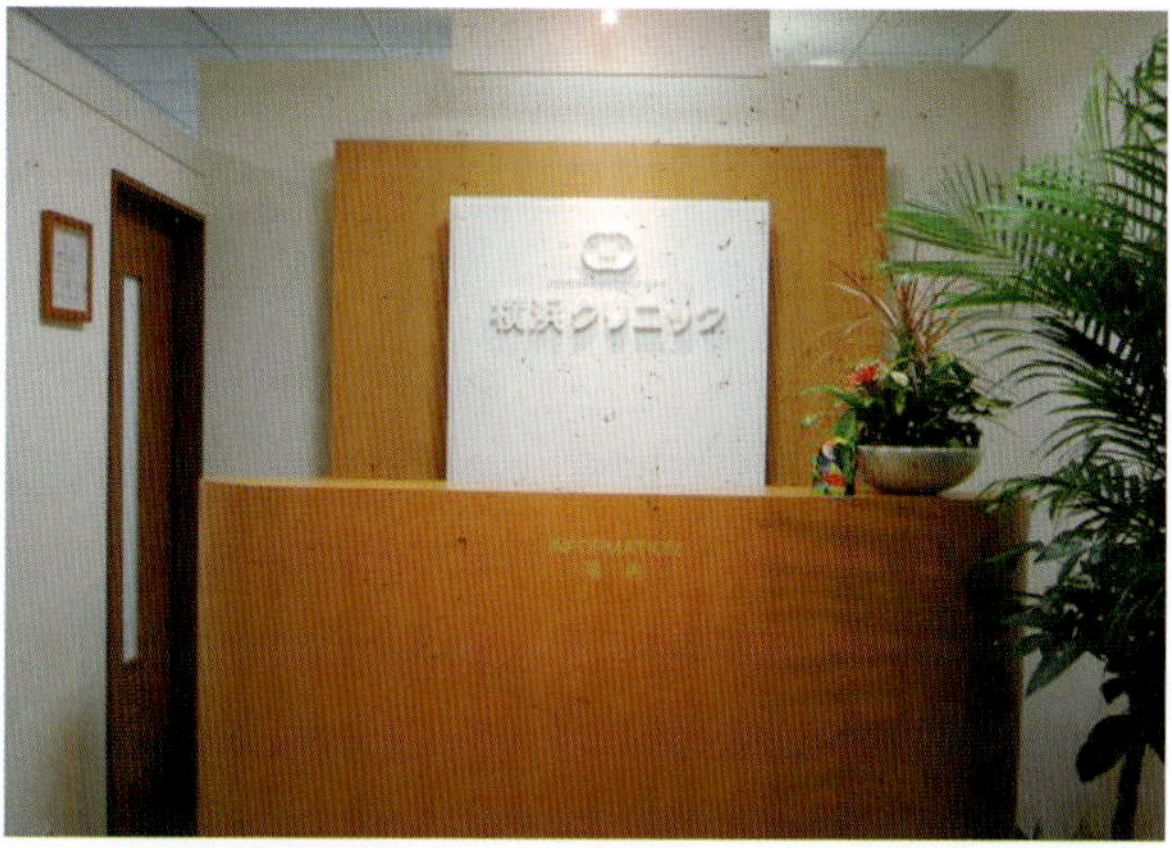

がん免疫療法の「新大阪クリニック」グループの東日本の拠点。“あきらめないがん治療”を推進する

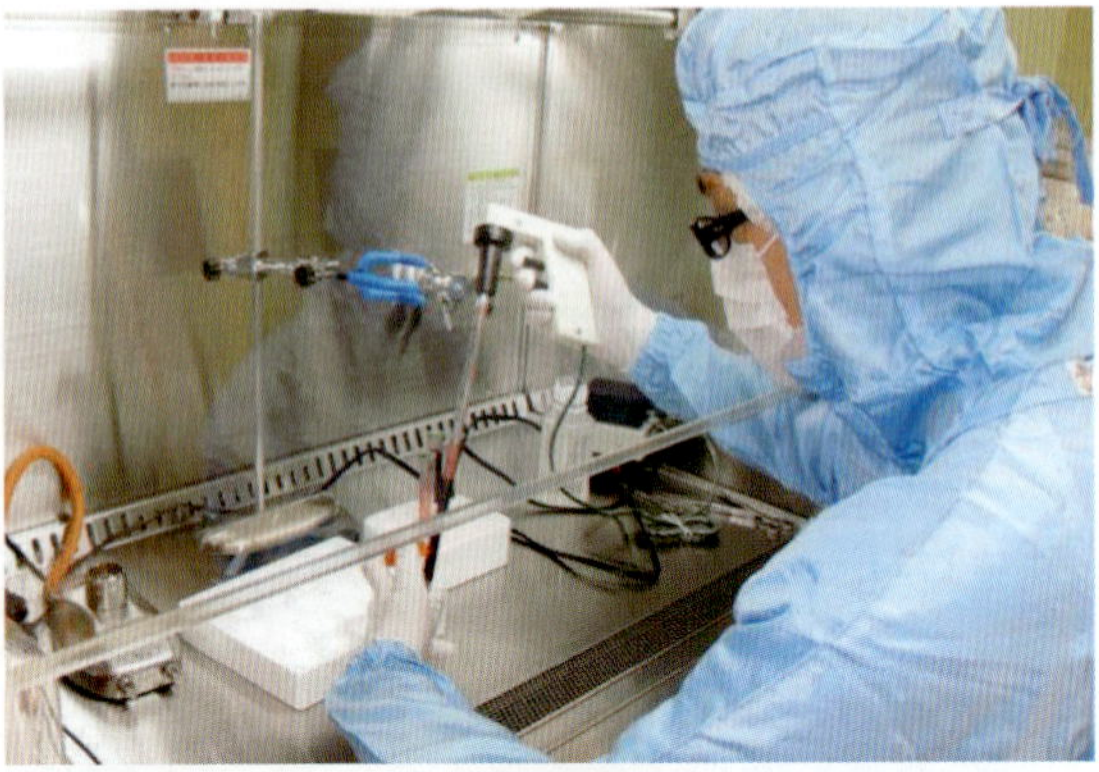
がん細胞を攻撃するのに十分な殺傷能力を持つNK細胞（ナチュラルキラー細胞）を体外で活性化・増殖させる

泌、肥満対策などの医療に携わっていました。ただ、免疫の分野での具体的臨床研究は途上の段階で、活性化リンパ球療法などに取り組んでいました。そんな時に『新大阪クリニック』グループの話があり、その方向性と私の考えが一致したのです」

そこで、この動きに中心的に加わり、関東圏の拠点となる横浜クリニックの開設の先頭に立った。

抗加齢医学の考えに基づくさまざまな免疫療法
身体をサビさせない、枯らせない、免疫を落とさない！
健康長寿を実現する理論的実践的な抗加齢医学

「アンチエイジング・メディスンの考え方としてはいくつかの柱があります。ひとつには身体をサビさせない、いわゆる抗酸化の体質をつくる。つぎに枯らさない身体、成長ホルモン、性ホルモンなどのホルモン分泌を枯らさない。さらに、メタボリックにならないアンチメタボの身体づくり。そして、年齢を重ねても免疫を落とさないことです」

これらを総合して生活習慣病など様々な疾患を予防し、ストレスや疲労、免疫低下などの疾病発生促進因子を改善し健康長寿を実現し、享受するための理論的実践的医学、それが抗加齢医学だ、という。

がんという病気の大きな原因のひとつは、強いストレスなどから来る免疫力の低下である。横浜クリニックでは、抗加齢医学の視点から、この免疫力を向上させるための様々なアプローチがなされている。

「『高活性化NK細胞療法』は、患者さん自身の血液を50cc採取し、体外でNK細胞、すなわちナチュラルキラー細胞を活性化・増殖させます。このNK細胞はがん細胞を攻撃するのに十分な殺傷能力を持っています。これを増殖し、数を増やして点滴で再び体内に戻すという療法です」

『NK－T療法』も同様に患者の血液を20cc採取し、血液中の免疫細胞を約二週間かけて活性化・増殖させ、体内に点滴で戻す治療法だが、T細胞（リンパ球の一種）も同時に増やすことで少ない血液からNK細胞を含む免疫細胞の総数を最大限確保できるという特長がある。

「樹状細胞療法」は、体内に侵入した敵の特徴をT細胞に教えるという樹状細胞の特長を生かし、T細胞の機能を強化する治療法だ。また、東洋医学の手法も取り入れ、頭から足先まで全身の経絡（つぼ、身体のなかの気血の通り道）を刺激する自律神経免疫療法（刺絡療法）も実践している。

リラックスした時や笑いのひとときに免疫力は高まる 身体の代謝を促進するインディバの温熱療法

「いずれも身体にやさしい治療法です。人間の身体の機能は、自律神経によってコントロールされています。自律神経には交感神経と副交感神経があり、主に過度のストレスなどで交感神経が緊張した時にがんが発症しやすくなります。がんを治すには、交感神経の緊張を抑え、副交感神経を刺激すれば良いのです」

つまり、NK細胞などの免疫細胞ががん細胞としっかり闘えるのは、副交感神経が優位にある体調のときだ、といえる。

「副交感神経を優位に保つため経絡を刺激し、がん免疫を高めるわけです。リラックスしている時や、笑いがこぼれるような楽しい時間を過ごしている時、免疫力はより高くなるのです」身体にやさしいがん治療法、この基本ポリシーに沿って様々な療法を展開する。

そして、高周波を使用して体内深部から加温を行い、基礎代謝をアップさせ、自律神経系・ホルモン分泌を整えるのが「インディバによる温熱療法」だ。

「インディバ」の最も優れた特徴は〝深部加温〟にある。体内に発生したジュール熱（生体熱）は、血流や細胞間を介して全身に広がり、身体の代謝を促進するという。

「当院で独自の検査を行い、インディバ施術前と施術後に血液を採取検証しました。結果、施術前に

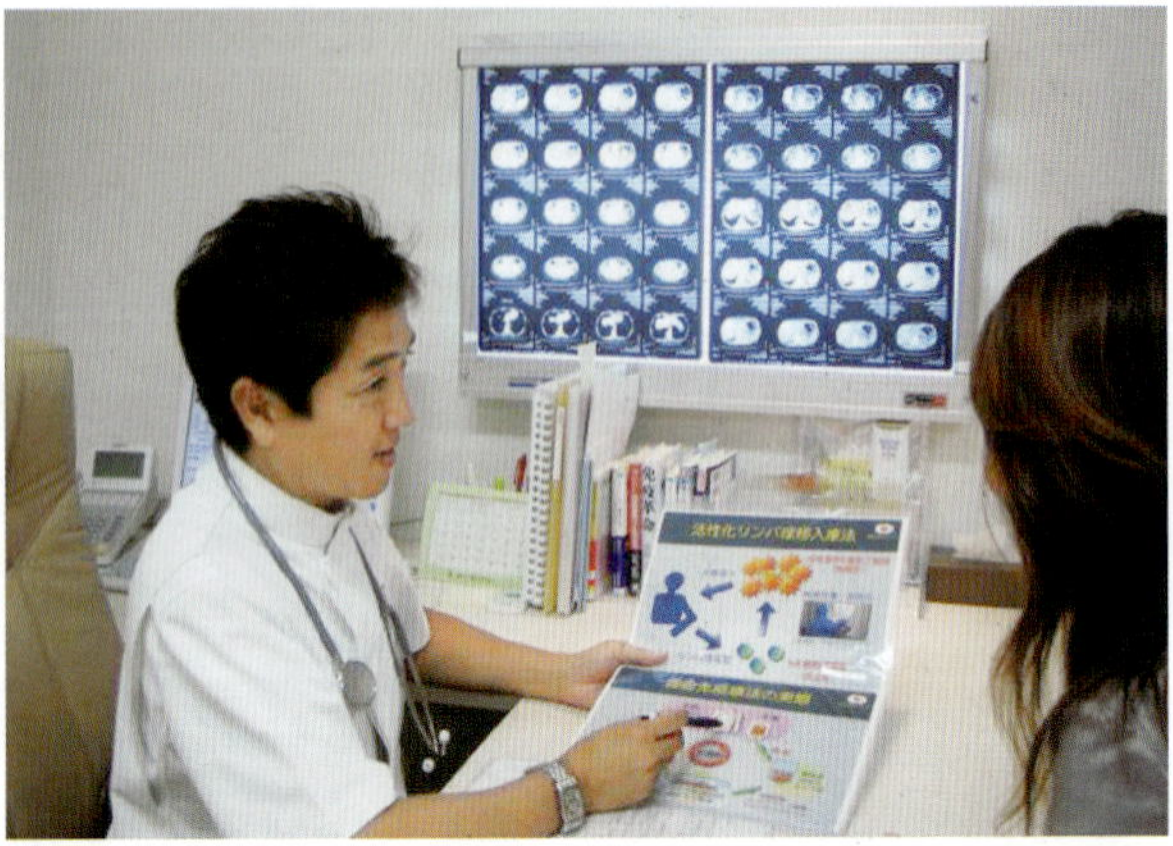

「患者さんには１日１回は必ず大笑いするようにと言っています」
笑いが免疫を上げることは医学的にもデータで裏づけられている

比べ、施術後は顕著に免疫細胞の増殖が見られ、ＮＫ活性も高くなっていることが確認できました」

また、自らのがん組織からワクチンを生成して投与する「自家がんワクチン療法」も注目されている。そして、「超高濃度ビタミンC点滴療法」や「サプリメント療法」などを用いて複合的なからだにやさしいがん治療を完成させる努力を続けている。

あきらめずにがんと共存して楽しい人生を送ろう〝あきらめないがん治療〟、〝希望の医療〟を推進

「私がここで展開しているのは従来の保険制度の医療ではできない医療です。システムや制度にも問題があるのですが、保険制度の医療機関では、がんの診断、レベル（ステージ）の告知、三大療法の選択、そして余命宣告という流れになっています。これでは進行がんの患者さんはほとんど絶望的になります。私たちはがんを患ってもがんと共存し、素晴らしい人生を送ることが可能だ、という前提からスタートします」

普段のライフスタイルを聞き、これからのライフ設計を話し合う。「先生、来年孫が生まれるのですが、孫の顔は見られますか?」と患者が尋ねれば、「もちろんですよ!」と応えて、趣味や仕事のことなども前向きに話して今後の設計を立てていく。

「絶望ではなく、前向きに、です。そういう精神的なバックグラウンドがないと免疫力は低下するばかりです。患者さんには一日最低でも一回は必ず大笑いしてください、と言っています。笑いは免疫を上げるというのは医学的にもデータで裏付けられています」

横浜クリニック

〝あきらめないがん治療〟、〝希望の医療〟を進めている。

「保険適用の範囲のがん治療も大切には違いないのですが、限界もあるのです。従来の三大治療では救いとれない選択肢を提供する、それが私のがん医療の使命と考えています」

抗加齢医学の観点から新しいがん医療のスタイルを構築し、旧来の治療の限界打破を目指す。一方、がんにならないため、免疫の重要性を啓発し、がんの予防医療にも力を注ぐ。新しいがん治療を実践し、熱い情熱を燃やす熱血医師、青木晃院長の挑戦が続く。

PROFILE

青木　晃（あおき・あきら）

昭和36年東京都生まれ。昭和63年　防衛医科大学校医学部医学教育科卒業。防衛医大第3内科、東京大学医学部附属病院などで、内分泌・代謝内科、腫瘍内科の臨床研究に従事。日本抗加齢医学会発足の頃より活動に参加。平成19年順天堂大学大学院加齢制御医学講座准教授に就任。平成20年横浜クリニック院長就任。

順天堂大学大学院医学研究科加齢制御医学講座准教授。日本エイジマネージメント医療研究機構理事。EBM for Natural Products推進協議会評議員。日本抗加齢医学会評議員。日本内科学会認定内科医。日本抗加齢医学会専門医。日本糖尿病学会専門医。

INFORMATION

横浜クリニック

■ 所在地

〒221－0835
神奈川県横浜市神奈川区鶴屋町1－7－12
ハウスプラン横浜ビル2F
TEL　0120（832）320
URL　http://www.yokohamaclinic.jp

■ 診療内容

免疫細胞療法、高濃度ビタミンC点滴療法などを用いた最先端がん治療

■ 診療時間

10：00～18：00
休診日　土曜日・日曜日・祝日

■ 院長から

横浜クリニックは、あきらめない がん治療専門のクリニックとして、最先端治療の「免疫細胞療法」と、東洋医学の「自律神経免疫療法」、さらに「温熱療法」を組み合わせ、全てのがん患者様に、副作用の少ない、効果的ながん治療を提供いたします。

あきらめないで希望を持って、私と一緒に戦っていきましょう！

おわりに

「明日の医療を支える頼れるドクター・信頼の主治医」出版編集の最中に、東日本大震災が発生しました。マグニチュード9・0の千年に一度といわれる大型地震と同時に、高さ二〇メートルを超える巨大津波に見舞われ、風光明媚な三陸海岸をはじめとした東北、北関東の太平洋岸一帯は多くの犠牲者と大変な被害を出しました。そして、東京電力の福島第一原発の四つの原子炉が被災し、放射能汚染による被害の拡大が心配されます。

こうした大災害でまず必要なのは水、電気をはじめとしたライフラインの復旧や食料の確保ですが、同時に被災者の生命と健康を守る救急医療や介護医療です。広範囲にわたる被災地のあちらこちらでは、医師や看護師たちが献身的な救援医療に携わっています。改めて命と健康の大切さ、ありがたさを思わざるをえません。

本書は、地域に根ざし、地域に暮らす人々の健康と疾病予防、検査・治療に日夜奮闘し、明日の医療を支える頼れるドクターの活躍を取材し、収録したものです。

登場いただいた医師のみなさんはそれぞれ専門は異なりますが、患者の声に一所懸命耳を傾け、患者との豊かな交流、信頼関係の上で温かい心の通った確かな診療を通じて地域医療に貢献されている「信頼の主治医」です。

この一冊を手にする読者の皆様と、頼れる町のドクターとの出会いになれば幸いです。

平成二十三年五月一日

産経新聞生活情報センター

掲載病院一覧

あんしんクリニック	院長　岩崎 安伸

〒650－0047　兵庫県神戸市中央区港島南町1－4－12

TEL：078－304－5252（代表）
リハビリ予約センター　TEL：078－304－6767

■診療内容： 加齢に伴う肩や膝の痛み、スポーツによる関節障害、腰痛、整形外科・リウマチ科・リハビリテーション科・スポーツ医学・人工関節

いしおか医院	院長　石岡 英彦

〒721－0926　広島県福山市大門町3－19－14

TEL：084－946－5100

■診療科目： 内科、胃腸内科、放射線科

医療法人社団 開運堂 上野毛あだちクリニック	理事長・院長　足立 幸博

〒158－0093　東京都世田谷区上野毛2－7－16　玉屋ビル3F

TEL：03－6303－1114（総合受付）

TEL：03－5758－3915（ホルミシスルームお問い合わせ）

■診療科目： 乳腺外科、外科・消化器科、内科・内視鏡内科、肛門外科

クリニックひらまつ	院長　平松 敬人

〒478－0021　愛知県知多市岡田字越地7－15

TEL：0562－55－1101

■診療科目： 内科・脳神経外科・外科
■検査内容： CT・血球計数器・心電図・呼吸機能検査器・血圧脈波検査装置

こたに糖尿病内科クリニック	院長　小谷 圭

〒657－0028　兵庫県神戸市灘区森後町3丁目5－41　FTKビル2階B

TEL：078－857－5020

■診療科目： 内科・糖尿病内科・内分泌内科・抗加齢内科

医療法人 翔聖会 翔デンタルクリニック	理事長・院長　河原 康二

〒630－0251　奈良県生駒市谷田町850－4　谷田ビル2F

TEL：0743－75－8448

■診療内容： 美容歯科治療・翔インプラントセンター・ホワイトニング変色歯外来・歯科矯正

心斎橋スリーアロークリニック　院長　田中 陽一郎

〒542－0081　大阪市中央区南船場4－7－11　南船場心斎橋ビル303

TEL：06－6121－6701

■診療内容： 免疫療法（ＮＫ細胞療法、樹状細胞療法、ＣＴＬ療法）・ハイパーサーミア（温熱治療）・低用量抗がん剤治療（がん休眠療法）・高濃度ビタミンC療法

医療法人社団 誠和会 瀬川外科　理事長・院長　松井 誠一郎

〒654－0024　兵庫県神戸市須磨区大田町3丁目1－23

TEL：078－732－1846

■診療科目： 整形外科・皮膚科・外科

医療法人 豊隆会 ちくさ病院／ちくさセントラルクリニック　理事長・院長　加藤 豊

ちくさ病院　〒464－0075　名古屋市千種区内山2丁目16－16

TEL：052－741－5331

■診療科目： 内科・外科・整形外科・脳神経外科・神経内科・消化器内科・消化器外科・肛門外科・皮膚科・泌尿器科・循環器内科・リハビリテーション科

ちくさセントラルクリニック　〒464－0850
名古屋市千種区今池4丁目401 玉置ビル2F

TEL：052－733－7276

中村歯科医院　院長　中村 公久

〒529－1313　滋賀県愛知郡愛荘町市818

TEL：0749－42－5851

■診療科目： インプラント、義歯・入れ歯、審美歯科、アンチエイジング、顎関節及び咬み合わせ治療

医療法人 中山内科リウマチ アレルギー科　理事長・院長　中山 志郎

〒650－0044　兵庫県神戸市中央区東川崎町1－7－4　ニッセイダイヤビル7F

TEL：078－360－1835

■診療科目： 内科・リウマチ科・アレルギー科

医療法人 西川医院	院長　西川 正博

〒545－0001　大阪市阿倍野区天王寺町北2－16－10
TEL：06－6714－5218
■診療科目：産婦人科・内科・小児科

医療法人 にしむら耳鼻咽喉科	理事長・院長　西村 明子

〒581－0085　大阪府八尾市安中町3－7－6
TEL：072－990－6565
■診療内容：耳鼻咽喉科・いびき外来・漢方処方、睡眠時無呼吸専門外来

医療法人 HGI はやし消化器内科クリニック	理事長・院長　林 勝男

〒460－0004　名古屋市中区新栄町1丁目3番地　日丸名古屋ビル6F
TEL：052－955－8840
■診療科目：内科、消化器内科、内視鏡内科、肛門内科

東野クリニック	院長　東野 誠

〒665－0881　兵庫県宝塚市山本東3－11－25
TEL：0797－80－1234
■診療内容：泌尿器科・内科・外科。（前立腺がん、前立腺肥大症、ED治療、更年期障害、尿路結石、尿路感染症、急性膀胱炎、慢性膀胱炎、プラセンタ治療）

医療法人 光風会 平賀歯科医院	理事長・院長　平賀 敏人

〒577－0801　大阪府東大阪市小阪2－19－8　YM八戸ノ里ビル2F
TEL：06－6788－0282
■診療内容：一般歯科・小児矯正・入れ歯・インプラント・ホワイトニング

ふるたクリニック	院長　古田 一徳

〒215－0011　神奈川県川崎市麻生区百合丘1－19－2　司生堂ビル1F
TEL：044－959－5116
■診療内容：内科・外科・小児科。肝臓・胆嚢・膵臓の診断、治療、治療後の経過観察、血液クレンジング・高濃度ビタミンC・プラセンタ注射・ニンニク注射・グルタチオン療法・キレーション療法・マイヤーズカクテル、各種予防接種

前原歯科診療所

院長　**前原 潔**

〒532－0026　大阪市淀川区塚本５－６－17

TEL：06－6309－5944　06－6308－3304

■**診療内容：** 歯科一般、歯科口腔外科、矯正歯科、テンプレート療法、小児歯科、審美歯科

ユニバーサルクリニックグループ

院長　**白川 太郎**

〒854－0066　長崎県諫早市久山町1442－1

TEL：0957－25－1073

■**診療内容：** 内科　○主な検査方法：ＨＬＡ遺伝子検査、がんリスク遺伝子検査、腫瘍マーカー追跡検査（ＴＭＴ）ほか　○主な治療方法：遺伝子治療、ＮＫ細胞免疫治療、温熱療法、栄養療法、幹細胞再生医療、ほか

横浜クリニック

院長　**青木 晃**

〒221－0835　横浜市神奈川区鶴屋町１－７－12　ハウスプラン横浜ビル２Ｆ

TEL：045－290－5315

■**診療内容：** 複合免疫細胞療法、免疫細胞療法、自律神経免疫療法

名医（めいい）シリーズⅡ「明日（あす）の医療（いりょう）を支（ささ）える頼（たよ）れるドクター」

信頼の主治医

発行日	平成23年5月25日　初版第一刷発行
編著・発行	株式会社ぎょうけい新聞社 〒531-0071 大阪市北区中津1丁目11-8 中津旭ビル3F Tel. 06-4802-1080　Fax. 06-4802-1082
発行者	椿　貴行
企画	産経新聞生活情報センター
発売	図書出版 浪速社 〒540-0037 大阪市中央区内平野町2丁目2-7-502 Tel. 06-6942-5032（代）　Fax. 06-6943-1346
印刷・製本	株式会社 日報印刷

ISBN978-4-88854-453-5